AF586969

CONTRIBUTION

A

L'HISTOIRE DE LA MÉDECINE

DANS

LE COMTÉ DE NICE

PAR

le Docteur A. MAGNAN

DÉCORÉ DE LA CROIX DE GUERRE

NICE
IMPRIMERIE DU COMMERCE
24, Avenue Beaulieu, 24

1916

Les quelques articles que nous réunissons dans ce petit opuscule sont la reproduction des articles publiés dans le "NICE HISTORIQUE" *jusqu'en Août 1914, sur la* Médecine *et l'*Histoire de la Médecine à Nice et dans le Comté de Nice.

Nous nous disposions à livrer à cette intéressante Revue d'autres études sur les mêmes sujets, quand la guerre Européenne, si savamment ourdie par un ennemi perfide, a brutalement surgi et nous a transporté d'emblée dans les unités de première ligne, au milieu de nos vaillantes troupes du Berry et du Morvan; nous fûmes donc obligés, par ces événements tragiques, de laisser la plume pour d'autres occupations plus périlleuses; mais nous comptons toujours, Deo juvante, *et après l'inévitable victoire qui clôturera, nous l'espérons du moins, l'ère des guerres, reprendre nos anciens travaux seulement interrompus.*

Dr A. MAGNAN.

LES

MÉDECINS DANS LE COMTÉ DE NICE

IL Y A CENT ANS

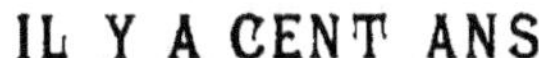

Nice, où les manifestations de l'art sont en ce moment si vivaces, n'a malheureusement pas le droit d'être fière de ses institutions d'enseignement supérieur. Et cependant ce coin de la Méditerranée si privilégié par la nature et où les débiles viennent reprendre force et santé au contact du soleil vivifiant, était, à une époque où notre ville comptait à peine 20.000 habitants, le siège d'une Ecole de Médecine renommée et prospère, si nous en croyons les documents qui sont restés.

Les chaires de cette Ecole, qui fonctionnait parallèlement à l'Ecole de Chimie, étaient occupées par des médecins et des chirurgiens de talent, tels que les Del Valle, les Olivari, les Suaut, les Malacria, les Bermond, les De Foresta, les Clerissi, les Deporta, les Bottero, les Scoffier, les Goiran, tous noms Niçois connus, dont les descendants sont parmi les plus estimés de nos concitoyens : le mérite seul et les services rendus les faisaient appeler à ces fonctions très recherchées.

On retrouve l'Ecole de Chirurgie à Nice avant l'année 1792 ; il semble, en effet, que la chaire de Chirurgie remonte à l'année 1771, au moment de l'expulsion des Jésuites : on n'y enseignait guère alors que la Chirurgie inférieure et on n'y délivrait que les grades mineurs (2), ceux de phlébotomes (3) et d'officiers de santé.

---

(1) En commençant cette étude, nous devons exprimer toute notre gratitude à M. Joseph Levrot, le sympathique conservateur-adjoint de la Bibliothèque Municipale de notre ville pour l'empressement qu'il a mis à nous être agréable et pour les documents personnels qu'il a bien voulu nous communiquer.

(2) Cf. Victor Emanuel, *Notes sur l'instruction publique à Nice (1902)*.

(3) Les Phlébotomes étaient en effet des chirurgiens inférieurs tirant leur nom de leurs fonctions essentielles qui consistaient à pratiquer la saignée ou phlébotomie. Ils remplissaient le rôle des barbiers du siècle de Louis XIV et pouvaient faire les pansements les plus courants de la petite chirurgie. Ils n'étaient admis à pratiquer qu'à partir de 19 ans révolus et avant de suivre les cours de l'Ecole de Médecine devaient avoir étudié la langue latine jusqu'à la rhétorique inclusivement et avoir subi avec succès l'examen de fin d'année de cette classe.

Il ne leur était permis de commencer l'étude de la phlébotomie qu'à l'âge de 16 ans révolus et ils étaient tenus à fréquenter pendant deux ans l'Ecole secondaire de Nice ou l'Université de Turin. Ils assis-

Les jeunes gens de Nice et du Comté de Nice qui recherchaient un diplôme supérieur de docteur en médecine ou de docteur en chirurgie se rendaient pour la plupart à Turin, quelques-uns à Gênes, d'autres, mais peu nombreux, à l'Université de Sassari en Sardaigne, et quelques autres, enfin, ceux-là très rares, à la vieille Université de Montpellier, la plus fameuse et la plus réputée de France à l'époque.

A la fin de septembre 1792, Nice ayant été envahie par les Français, l'Ecole fut transférée en Piémont et au retour de Nice au Piémont en 1815, elle fut nouvellement transportée à Nice.

La nécessité de cette Ecole se faisait en effet sentir à Nice, au moment où les moyens de communication étaient encore difficiles et où les jeunes gens se destinant à la profession médicale étaient obligés de parcourir pendant de longues journées des chemins montueux et accidentés pour atteindre par étapes le siège de l'Université ; d'autre part, de toutes les professions libérales, la profession médicale était une de celles qui s'accommodait le plus au tempérament et à l'esprit observateur des Niçois, habitués déjà à recevoir au milieu d'eux des valétudinaires. La Côte d'Azur n'avait certes pas encore une renommée mondiale, mais avec la clientèle des affaiblis, elle avait déjà le don d'attirer également les médecins étrangers et plus particulièremet des médecins anglais. Il semble que les enfants cultivés de Nice ou du Comté ambitionnaient alors davantage le droit d'ordonnancer, de purger ou de saigner, que le droit de défendre la veuve et l'orphelin, quoique l'amour du Code et de la toge ait produit à ce moment quelques magistrats remarquables et quelques orateurs diserts. Les disciples de Cicéron cédaient le pas aux disciples d'Esculape.

C'est du moins ce que nous révèlent les documents officiels de l'époque ; car, si nous nous rapportons à un arrêté du préfet Dubouchage daté du 18 mai 18[illegible], nous y constatons que le nombre des médecins, chirurgiens et officiers de santé pratiquant à Nice à ce moment s'élevait, pour une population ne dépassant pas 20.000 habitants, à une trentaine, et la médecine, paraît-il, nourrissait

---

taient aux leçons prescrites pour les deux premières années du cours de chirurgie et devaient subir les examens oraux à la fin de chaque année. Pendant ces deux années, ils avaient l'obligation de suivre avec assiduité la Clinique chirurgicale de l'hopital de Nice ou des hôpitaux de Turin.

Après avoir passé avec succès l'examen de 2e année, ils étaient astreints à faire la pratique pendant douze mois dans l'hopital de Nice ou dans tout autre hôpital qu'on leur désignait ; la 3e année terminee, il leur était accordé le droit d'exercer leur art, après un examen définitif qui comprenait également les matières étudiées pendant les deux premières années.

Les phlébotomes étaient donc bien des chirurgiens inférieurs, dotés de connaissances assez étendues ; mais le plus souvent ils dépassaient les droits qui leur étaient conférés par l'examen de phlébotomie et ils étaient pour cela la cause de beaucoup de dissensions entre tous ceux qui pratiquaient l'art de guérir. C'est ainsi que le docteur Pierre Goiran chirurgien, porta plainte à la session du 20 août 1833 du Conseil de l'Université de Nice contre Morella, phlébotome, pour exercice abusif de la chirurgie au port de Lympia, alors faubourg de Nice : ces plaintes devenant de plus en plus nombreuses, vers 1840 il fut décidé qu'aucun étudiant ne pourrait plus à l'avenir s'inscrire pour la chirurgie inférieure seulement et subir l'examen de plhébotomie.

L'institution des phlébotomes disparut comme disparut en 1892 en France celle des officiers de santé, ce qui eut pour résultat l'unification dans les diplômes délivrés par les Ecoles de médecine.

largement son homme (1). Ces praticiens suffisaient d'ailleurs à assurer les soins médicaux aux habitants. Presque tous, ainsi que nous l'avons dit plus haut, avaient acquis leur grade universitaire aux Universités sardes de Turin, de Gênes ou de Sassari, avant la réunion des Alpes-Maritimes à la France, d'après les formes anciennes et, par lettre du 17 juin 1811, le grand-maître de l'Université impériale avait reconnu l'assimilation de ces grades aux grades acquis dans les Universités de l'ancienne France et accordé à ceux qui les avaient le droit de pratiquer dans toute l'étendue de l'Empire : le jury médical du département des Alpes-Maritimes, dans sa séance du 4 décembre 1811, n'avait fait qu'homologuer ce droit pour le département.

Les médecins exerçant à Nice en 1811 étaient en effet, par ordre de réception à l'Université, les docteurs en médecine Santa-Maria Bernard (Turin 1763), Berra Henri (1785), Malacria Pierre (1787), médecin-chef de l'hôpital Saint-Roch et plus tard professeur de médecine pratique et théorique à l'Ecole de Nice ; Baldoni François (Turin 1788), Arnulf Louis (Turin 1791), membre du jury médical pour la réception des officiers de santé ; Provasso Jean (Turin 1793), Chiais André (Turin 1797) et le docteur Bermondi Joseph, seul diplômé de l'Université de Montpellier en 1808 suivant les formes nouvelles.

Les docteurs en chirurgie étaient plus nombreux et presque tous diplômés de l'Université de Turin. Par ordre d'ancienneté venaient Simon Pierre (Turin 1772), Giraudi Joseph (Turin 1772), Layé Jérôme (Turin 1779), Cordiglia Jean-Baptiste (Turin 1782), Fighiera Vincent (Turin 1783), Fossati Clément (Turin 1784), Clérici Bernardin (Turin 1786), Del Valle Ignace (Turin 1788), plus tard professeur à l'Ecole de Nice et chirurgien de la maison royale, Lanciares Antoine (Turin 1789), Richer Honoré (Turin 1789), Caisson Joseph (Turin 1790), Binet François (Turin 1708) et le chirurgien Pennesy Joseph (diplômé de l'Université de Rome en 1797).

---

(1) Les tarifs médicaux qui, évidemment, paraîtront dérisoires aux générations actuelles, permettaient cependant au praticien de gagner honorablement sa vie, à une époque où on ne parlait ni de cherté de vivres, ni d'impôts excessifs et où l'existence, sobre et modeste, était dépourvue de luxe et de faste. (L'appartement d'un médecin des hôpitaux valait, à cette époque, 150 à 200 livres, ainsi que nous l'apprend un contrat entre le docteur Ravaud et l'Administration des Hospices.)

D'une note d'honoraires délivrée pour les soins donnés à une dame Vercellone concurremment par le médecin Antoine Malacria et le chirurgien Joseph Giraudi, il résulte que le médecin A. Malacria, pour 53 visites faites du 9 novembre 1806 au 27 février 1807, fut gratifié de la somme de trente francs (un peu plus de 0 55 centimes par visite), et le chirurgien J. Giraudi de celle de cent deux francs pour les visites et opérations suivantes, du 20 novembre 1866 au 10 février 1807 :

Le 20 novembre 1806. — Pour lui avoir fait en plusieurs fois six saignées du bras..............	4.10
Plus le 22 novembre. — Pour l'application de deux vésicatoires aux jambes....................	3.00
Plus le 23. — Pour le pansement des susdits vésicatoires le matin et le soir à trois livres par jour.	3.00
Plus, pour les avoir pansés continuellement le matin et le soir jusqu'au 13 décembre, qui fait l'espace de 21 jours, à trois livres par jour, soit....................................	63.00
Plus, le 10 février 1807, à la même Vercellone, pour une blessure à la partie supérieure de la tête de la longueur de quatre travers de doigt avec l'os découvert, par laquelle blessure je fus obligé de la saigner trois fois du bras....................................	2.30
Plus, pour l'avoir pansée consécutivement une fois par jour, l'espace de dix-sept jours à 30 sols par pansement, fait la somme de....................................	25.00
Plus, pour l'application de deux sinapismes....................................	1.10
	102.50

A côté de ces praticiens exerçaient des médecins inférieurs ou officiers de santé, pour la plupart anciens élèves de l'ancienne École de Médecine de Nice et qui rendaient de réels services. Quelques-uns avaient été reçus pendant la Révolution par un jury médical provisoirement établi à Nice sous l'autorité préfectorale, mais ils ne pouvaient pratiquer leur art au-delà des limites du département (1). Ils avaient nom Sue Jean, Carlès Jean, Gimbert Jean, Grillo Célestin, diplômés de l'ancienne École de Nice ; Cavasso Frédéric et Belmondi Antoine, tous deux diplômés à Nice en nivôse an 11, Escoffier Louis et Guetta Jean, diplômés à Nice en germinal an 11, et Passeron Dominique, diplômé à Nice en août 1806.

Le même arrêté du préfet Du Bouchage renseigne sur l'abondance des représentants de la médecine et de la chirurgie dans les arrondissements composant l'ancien Comté de Nice. Sur le littoral de la Méditerranée, dans les vallées de la Roya, du Paillon, de la Vésubie et du Var, la profession de médecin était également fort appréciée ; elle semblait l'apanage, avec la prêtrise et le notariat, des familles aisées et cultivées, et la comparaison avec le nombre des praticiens actuels, malgré la dépopulation qui atteint si malheureusement nos montagnes, est au grand désavantage de l'époque présente.

C'est ainsi qu'à Villefranche, alors port franc avec un trafic commercial intense, dans le voisinage immédiat de Nice, on relève les noms des docteurs en chirurgie Dupont Jacques (Turin 1764), Albini Joseph (Turin 1768), Merotti Mathieu (1773), Dupont Joseph (Turin 1781), Mangepan Jean-Baptiste (Sassari 1787), Laure Christophe (Turin 1780), Demay Michel (Turin 1803) et de l'officier de santé Arnier Joseph (reçu par le jury de Nice en 1811) ; c'est ainsi qu'à Eze, où on cherche en vain de nos jours le moindre praticien, deux chirurgiens, Suaud Joseph (Turin 1776) et Suaud Pierre (Turin 1804), répondaient aux appels des malades de la commune.

Sur les hauteurs de La Turbie, où la population est obligée aujourd'hui et le plus souvent d'avoir recours aux soins éclairés des médecins militaires de la garnison, le chirurgien Bress Marc (diplômé de Sassari en 1784) et l'officier de santé Gastaldi Paul (reçu par le Jury de Nice en novembre 1811) pratiquaient l'exercice de la médecine.

A Menton, alors humble bourgade, le médecin Richelmi Pierre (Turin 1788) partageait la clientèle avec le docteur en médecine Cressel Jean (diplômé d'après les formes nouvelles à Montpellier en brumaire an 12), et non loin de là, au petit hameau de Gorbio, devenu depuis célèbre par le sanatorium qui y est installé, le médecin César Penchiennatti (Turin 1801) assurait les soins aux malades.

A Sospel, à ce moment centre important d'enseignement secondaire, doté de deux collèges très réputés, était installée une pléiade de médecins et de chirurgiens, les médecins Milon Charles (Turin 1793), Deleuse Joseph (Turin

(1) Il en fut toujours ainsi jusqu'en 1892, époque de la suppression de cette catégorie de médecins.

1800), Borriglione Jean-Baptiste (Turin 1804), le chirurgien Ricci Hyacinthe (Turin 1775), professeur d'histoire naturelle au Collège Impérial et professeur d'accouchement (1) et les officiers de santé Cairasqui Joseph (reçu à Nice en pluviôse l'an 11), et Truqui Jean-Baptiste (reçu aussi par le Jury de Nice).

A quelques kilomètres, à Moulinet, le service médical était confié à l'officier de santé Torrelli Jean-Baptiste, reçu par le Jury de Nice.

Sur les bords de la Roya, le nombre des praticiens dépassait également de beaucoup le nombre des praticiens actuels. (Il est vrai que la construction de nouvelles voies de communication et les moyens variés de locomotion de notre époque permettent de remédier, présentement, dans une certaine mesure, à la pénurie des médecins ou chirurgiens résidants). A Breil, en effet, exerçaient les chirurgiens Bonfils Pierre (Turin 1766), Bonfils Antoine (Turin 1800) et l'officier de santé Bonfiglio Hyacinthe (reçu par le Jury de Nice en 1808), tandis qu'à deux lieues de cette commune, à Saorge, pratiquaient le médecin Daon Charles (Turin 1793), les chirurgiens Daon Pascal (Turin 1785), Daon François (Turin 1788), Gasiglia Joseph (Turin 1801), Revelli Jean-Baptiste (Turin 1803), lesquels desservaient aussi l'agglomération voisine de Fontan.

Le long des rives du Paillon la proportion des médecins et chirurgiens était la même que dans la vallée de la Roya, et de simples communes, en ce moment dépourvues de tout secours médical immédiat, possédaient à l'époque un médecin ou chirurgien, personnage le plus considéré de la localité. A Peillon, en effet, la population pouvait avoir recours au chirurgien Maria Jean-Baptiste (Turin 1787), à Lucéram au chirurgien Prioris Pierre (Turin 1786), à Touët-de-l'Escarène au médecin Cauvin Honoré, diplômé d'après les formes nouvelles à Turin en 1800, tandis qu'à l'Escarène elle pouvait s'adresser aux chirurgiens Arnulfi François (Turin 1797), Peillon Xavier (Turin 1800) et à l'officier de santé Fulconis Louis, reçu par le Jury de Nice en thermidor an 12.

A Drap, résidait le médecin Gros Jean-Baptiste (Turin 1800) et à Contes quatre praticiens, tous originaires du pays, les chirurgiens Faraut Antoine (Turin 1780), Giacobi Honoré (Turin 1780), Faraut Alexandre (Turin 1792) et l'officier de santé Cauvin Louis, reçu par le Jury de Nice en brumaire an 14, se mettaient au service de leurs compatriotes.

Dans le canton actuel de Levens, qui bénéficie fort heureusement aujourd'hui du rapprochement de Nice, les médecins et chirurgiens étaient loin de faire défaut ; treize praticiens y exerçaient dans des communes très voisines : Au chef-lieu Levens, les chirurgiens Gilette Barthélemy (Turin 1783), Goiran Eusèbe (Turin 1784) et le médecin Faraudi François (Turin 1798) ; à Aspremont, les chirurgiens Milon Charles (Gênes 1783), Milon Joseph (Turin 1797), Milon Joseph-Barthélemy (Turin 1798) et l'officier de santé Gaziglia Antoine,

(1) Les accoucheuses qui pratiquaient alors à Nice allaient suivre les cours du professeur à Sospel. Cf. L. Martiny : *Les Accoucheuses à Nice il y a 100 ans*, dans l'« Eclaireur de Nice » du 6 septembre 1911.

reçu par le Jury de Nice en 1811 ; à la Roquette-sur-Var les médecins Rondelli Joseph (Turin 17[illegible]), Faraut Joseph (Turin 1802) et le chirurgien Raynaud Joseph (Turin 17[illegible]) ; à Tourette, le chirurgien Massiera Jules (Turin 1771), le médecin Bovis Jean-Baptiste (Turin 1802) et l'officier de santé Massiera Pierre, reçu par le Jury médical de Nice en 180[illegible].

La plupart des villages de la vallée de la Vésubie bénéficiaient également de la présence d'un ou plusieurs praticiens : à Utelle, pittoresque commune privée présentement de tout médecin, résidaient en 1811 les médecins Chiais Dominique (Turin 1787), Masseille Louis (Turin 1803) et l'officier de santé Millo Jean, reçu par le Jury de Nice en pluviôse an 11 ; non loin de là, Lantosque était la résidence des chirurgiens Oddo Joseph (Turin 1784), Terre Jules (Turin 17[illegible]) et des médecins Otto Jean (Turin 1796), Daideri (Turin 1800). En remontant la vallée on rencontrait à La Bollène le médecin Lottier, diplômé d'Orange en 1790, et le chirurgien Guigonis Jean-Baptiste (Turin 1782) ; à Roquebillière, le médecin Mathieu Pierre (Turin 1793) ; à Belvédère, le médecin Eusebi Jean (Turin 1777), le chirurgien Castelli Antoine (Turin 1782) et à Saint-Martin-Vésubie les médecins Raiberti Jean-Baptiste (Turin 1784) et Giraudo Veglio Ignace (Turin 1804).

Dans la vallée du Var, où les communications étaient encore plus difficiles que dans les autres vallées, des sentiers muletiers tenant seuls lieu de routes, on retrouve cependant un nombre de médecins et de chirurgiens conséquent, eu égard au nombre actuel. Il est vrai que le montagnard de l'époque était attaché à sa terre et que la désertion de la campagne et de l'agriculture ainsi que l'acheminement vers la ville étaient choses inconnues, d'où une population plus considérable dans toutes les communes et une clientèle plus nombreuse pour le médecin qui, en plus des devoirs que lui imposait sa profession, occupait quelquefois des fonctions n'ayant aucun rapport avec l'exercice de son art. Il était d'ailleurs lui-même bien souvent l'agriculteur le plus avisé du pays.

A Villars pratiquait le chirurgien Geai Honoré (Turin 1789) ; à Touët-de-Beuil exerçait le médecin Miquelis Jean, diplômé d'après les formes nouvelles à Montpellier en 1806, et à Thierry, village d'un accès alors très difficultueux, exerçait le médecin Ribotti, diplômé à Turin en 1783. Ces trois praticiens étaient souvent appelés à Puget-Théniers où ne séjournait alors aucun médecin. A Guillaumes étaient fixés le médecin Lions Jean-Baptiste, qui cumulait avec la charge de juge de paix du canton, et le chirurgien Genesi Louis : tous deux avaient été reçus à l'Université de Montpellier, le premier en 1769, le second en 1777 ; ils s'étaient dirigés vers la savante Université de France à cause de leur connaissance approfondie de la langue française, langue dans laquelle ils avaient été élevés, le canton de Guillaumes ayant conservé le langage français même après 1760, date à laquelle il fut séparé de la Provence et annexé au Comté de Nice (1) ; l'officier de santé Durandi Joseph, qui avait reçu son grade

---

(1) On sait d'autre part que jusqu'en 1860 le Gouvernement italien fit passer les différentes variétés d'examens en français à tous les candidats du canton de Guillaumes.

à Nice, aidait ses confrères; le chirurgien Belleudi Louis (Turin 1804) partageait son temps entre les malades et ses champs à Péone.

Dans la Tinée, installés à Clans et à Valdeblore, cinq médecins ou chirurgiens desservaient le canton actuel de Saint-Sauveur; l'officier de santé Régis Antoine, reçu par le Jury de Nice en brumaire 1806, tenait résidence à Clans; les chirurgiens Guigo Jean (Turin 1786), Lotiero Honoré (Turin 1787), Ferreris Joseph (Turin 1790), le médecin Guigonis Pierre (Turin 1798), tenaient résidence à Valdeblore. Dans le canton voisin de Saint-Etienne, au chef-lieu, deux élèves de l'Université de Turin, les médecins Caffarelli Joseph (1797) et Aufossy Pierre (1804) donnaient leurs soins aux malades de cette importante bourgade, et à Saint-Dalmas-le-Selvage le service médical était entre les mains du médecin Dalmas Paul, diplômé de l'Ecole de Montpellier d'après les formes nouvelles en brumaire an 12.

La vallée de l'Estéron, moins bien dotée sous le rapport médical que celle de la Tinée, mais aussi moins peuplée, comptait quatre praticiens, l'officier de santé Raynaud Ange, reçu par le Jury de Nice, à Gilette, le médecin Bruni Jean (diplômé d'après les formes nouvelles à Montpellier en 1807) à Roquestéron, le chirurgien Bailet Dominique (Turin 1792) à Sigale, et l'officier de santé Bruni Joseph, reçu par le Jury de Nice, à Toudon.

Etat comparatif du nombre des médecins, chirurgiens et officiers de santé pratiquant dans le Comtè de Nice en 1811 et en 1911. (Les communes de Nice, Menton, Beausoleil, Beaulieu et Saint-Jean-sur-mer n'y sont pas mentionnées à cause de leur développement extra rapide ou à cause de la non existence en 1811 de ces agglomérations) :

	1811	1911
Villefranche	8	3
Eze	2	0
La Turbie	2	0
Gorbio	1	0
Sospel	6	2
Moulinet	1	0
Breil	3	1
Saorge	5	2
Peillon	1	0
Lucéram	1	0
Touët-de-l'Escarène	1	0
Escarène	3	1
Drap	1	0
Contes	4	1
Levens	3	1
Aspremont	4	0
Saint-Martin-du-Var	0	1
La Roquette-sur-Var	3	0
Tourrette	3	0
Utelle	3	0
Lantosque	4	1
La Bollène	1	0
Roquebilière	1	1
Belvédère	2	0
Saint-Martin-Vésubie	2	2
Villars	1	1
Touët-de-Beuil	1	0
Thierry	1	0
Puget-Théniers	0	2
Guillaumes	3	2
Péone	1	0
Clans	1	1
Valdeblore	4	0
Saint-Sauveur	0	1
Saint-Etienne-de-Tinée	2	1
Saint-Dalmas-le-Selvage	1	0
Gilette	1	1
Roquestéron	1	1
Sigale	1	0
Toudon	1	0

L'École Médico-Chirurgicale de Nice

1720-1860

SA RÉGLEMENTATION

L'existence d'une Ecole de Chirurgie et de Médecine se trouve signalée dans les Constitutions royales pour l'Université, éditées par le duc Victor-Amédée en 1720, 1723 et 1729 et par Charles-Emmanuel III, roi de Sardaigne, en 1738 (1).

A cette époque, les jeunes gens de Nice qui désiraient entreprendre l'étude de la médecine et plus spécialement celle de la chirurgie pouvaient faire à Nice trois ans d'études ainsi que la première année de pratique, à la condition de n'exercer plus tard leur art qu'à Nice ou dans le comté ; ils devaient, toutefois, accomplir encore un an d'études à Turin et un an de pratique supplémentaire à titre de stagiaire à l'hôpital Saint-Jean de la même ville.

A Nice, la première année était consacrée à l'étude de la Physique et de l'Anatomie ; les deuxième et troisième années étaient réservées à l'étude des Institutions médicales et chirurgicales.

Ces élèves subissaient trois examens à Nice, dans la forme prescrite pour les étudiants de Turin. Le premier examen avait lieu à la fin des études des Institutions chirurgicales et comprenait surtout l'anatomie ; le deuxième examen portait sur les maladies chirurgicales et se passait après la troisième année ; le troisième examen définitif avait lieu à la fin des deux années de stage. Il comportait des opérations sur le cadavre avec description préalable de l'anatomie topographique des régions à opérer et des interrogations multiples et variées sur les diverses branches de la médecine et de la chirurgie.

Ces différents examens étaient présidés par un médecin ou chirurgien réprésentant le proto-médecin de Nice (2).

Les frais inhérents à chacun de ces examens s'élevaient à 33 livres 20 pour le premier examen de chirurgie, à 23 livres pour le deuxième et à 33 livres pour l'examen définitif. Les frais de scolarité ne s'élevaient qu'à 21 livres par an.

---

(1) Archives de la Bibliothèque Municipale.

(2) Instruction du magistrat de la réforme pour les examens qui se passent dans les provinces (10 mai 1738).

Quelques gens d'élite, mais peu fortunés, de Nice ou du comté pouvaient être désignés par le syndic de Nice et des autres villes du comté et proposés au Conseil de l'Université de Turin pour être admis comme boursiers, après un concours des plus sérieux, au Collège des Provinces, institué à la capitale dans le but de favoriser les études supérieures des élèves que leurs modestes ressources auraient empêché de suivre les cours de l'Université. En 1738, le nombre de ces favorisés pour la section de médecine et de chirurgie avait été fixé à 2 pour Nice, 1 pour la province de Nice, 1 pour la ville de Sospel et 1 pour les communes dépendant de Sospel. Plus tard (juillet 1749), le nombre des boursiers pour les communes dépendant de Nice fut porté à 2, soit au total 6 boursiers pour tout le comté de Nice.

Ces élèves étaient reçus au titre d'internes au Collège des Provinces de Turin. Ils suivaient les cours de l'Université et avaient le droit, après obtention du diplôme de médecin ou chirurgien, de pratiquer dans toute l'étendue du royaume. Ils pouvaient également aspirer au professorat de médecine et de chirurgie.

Nice était donc déjà, à cette époque, le siège d'une école de médecine et de chirurgie, destinée surtout à assurer le recrutement des médecins et chirurgiens devant exercer à Nice et dans le comté. Cette école était à peu près l'équivalente par rapport à l'Université de Turin des écoles secondaires de médecine actuelles par rapport aux facultés de médecine françaises.

Les professeurs de cette école étaient tous des praticiens de la ville, agréés par le magistrat supérieur de la Réforme de Turin. Nous ne pouvons signaler les noms de tous ceux qui composaient le corps enseignant à ce moment, faute de documents précis. Nous devons cependant mentionner la publication à Nice vers cette époque (1770) d'un traité très apprécié de médecine opératoire à l'usage des élèves et des praticiens, dû à la plume du chirurgien Bertrandi Ambrogio, opérateur distingué (1).

Le 9 septembre 1771, le roi Charles-Emmanuel publia un édit très détaillé portant modification et adaptation des règlements anciens concernant les Universités et plus spécialement du décret de 1729. Dans cet édit, « il retou« chait, remettait en ordre, perfectionnait ce que ses prédécesseurs avaient « prescrit pour les études pour que son peuple fût plus instruit et par là plus « heureux. »

Comme précédemment, on pouvait faire à Nice 3 ans d'études de médecine sous la direction de professeurs nommés par le magistrat de la Réforme, et ces trois ans comptaient dans le cours scolastique des 5 ans établis pour prendre le diplôme définitif (Titre V, n° 1), pourvu que les élèves fussent munis de certificats en règle constatant leur scolarité et l'observation des pratiques religieu-

---

(1) Bertrandi Ambrogio. *Trattato delle operazioni di chirurgia.* Floreront, 1770, vol. 2, in-8°, *con tav. rer.*

ses. Restaient donc deux ans d'études à parfaire à Turin, au lieu d'une année comme il était indiqué dans le décret de 1729. Toutefois, les élèves de Nice et du comté aspirant aux diplômes de médecin et qui préféraient aller étudier à l'Université de Turin, bénéficiaient d'une année d'études et voyaient celles-ci réduites exceptionnellement pour eux à quatre ans.

Le diplôme de médecin était donc délivré dorénavant uniquement par les professeurs de l'Université de Turin et se différenciait nettement du diplôme de chirurgien : le même édit définissait d'ailleurs les droits et devoirs respectifs du médecin et du chirurgien (Titre IX, Chap. I), de manière à éviter les dissensions si nombreuses qui s'élevaient trop souvent entre ces deux catégories de praticiens.

Avant d'exercer la profession de médecin à Nice ou dans le comté, il fallait comme antérieurement faire un cours de pratique de deux ans, mais ce stage pouvait s'effectuer à l'hôpital de Nice ou sous la direction d'un médecin accrédité à Nice ou dans un bourg important de la province de Nice ; l'obligation de passer un an à titre de stagiaire à l'hôpital Saint-Jean était supprimée.

Pour devenir chirurgien, les jeunes gens de Nice et de la province pouvaient faire cinq ans d'études à Nice au lieu de trois comme précédemment ; dans ces conditions, ils passaient à Nice deux examens, le premier au commencement de la cinquième année sur la Pathologie externe et l'Anatomie, la deuxième pendant le cours de la même année sur la médecine opératoire. Le jury de ces examens était présidé par le professeur de chirurgie, auquel étaient adjoints deux chirurgiens choisis par le Réformateur de Nice. Les frais d'examen s'élevaient à 18 lires et 10 sous pour le premier, à 22 lires 2 sous pour le deuxième et servaient à indemniser le Réformateur de la province de Nice, le vice proto-médecin, les trois examinateurs et la caisse de l'Université.

Les cours de l'Ecole avaient lieu deux fois par jour et étaient calqués sur ceux de l'Université de Turin.

L'Ecole de Nice devenait ainsi surtout une école de chirurgie dont les professeurs étaient choisis comme précédemment par le Réformateur de Nice et agréés par le magistrat supérieur de la Réforme de Turin. Ces professeurs devaient être en même temps chirurgiens de l'hôpital Saint-Roch, afin de pouvoir exercer les étudiants à la pratique de leur art, et ceux-ci étaient obligés de fréquenter cet hôpital pendant toute leur scolarité. (Titre IX, Chap. I.)

Le Collège des Provinces subsistait toujours à Turin, où l'étudiant pauvre n'était admis que par voie du concours pour suivre les cours de l'Université et où il avait le pas sur tous les autres étudiants, surtout pour ce qui concernait la médecine opératoire.

Les élèves de l'Ecole devaient « vivre chrétiennement, fréquenter « les « sacrements, assister aux offices de paroisse et joindre leur attestation de « piété pour être admis aux examens. » (Titre IX, Chap. XXVIII.)

Parmi les professeurs de cette époque, il faut signaler un chirurgien qui avait acquis une certaine notoriété, le professeur Jean-Baptiste Oliveris, lequel se faisait suppléer déjà vers 1790 par le chirurgien Ignace Del Valle ; ce dernier donna un éclat particulier par son enseignement à la nouvelle école de Nice, après le retour de Nice au royaume de Sardaigne, en 1814.

L'Ecole de Nice fut, en effet, supprimée dès 1793, au moment où le comté de Nice fut réuni par décret à la République Française (5 février 1793), sous le nom de département des Alpes-Maritimes (85e département de la France). La Révolution Française introduisit dans le comté de Nice une organisation absolument nouvelle, d'où furent exclues toutes les écoles supérieures.

Durant ce laps de temps (1793-1814), les élèves de Nice et du comté furent obligés de se rendre au siège même des Universités pour y accomplir la totalité de leurs études et s'y faire diplômer ; la plupart d'entre eux se dirigeaient vers Turin où les attirait le renom de la vieille Université de la capitale du royaume de Sardaigne ; quelques autres allaient étudier à Gênes, à Rome et même à Sassari. Enfin, certains, acquis à l'influence française, se rendaient à Montpellier, qui était à ce moment le centre d'études médicales le plus réputé de France.

Cependant, durant tout le temps que dura l'administration française, quelques étudiants furent autorisés à remplir dans les hôpitaux de Nice les fonctions d'élèves-internes, et les périodes qu'ils faisaient à ce titre leur étaient comptées dans la scolarité.

Ces élèves, au nombre de deux, étaient nommés sur la présentation du médecin et du chirurgien en chef auxquels ils étaient adjoints et dont ils devenaient les auxiliaires immédiats. Ils devaient suivre la visite, noter les prescriptions, rendre compte de leurs effets, opérer même en sa présence, le cas échéant, et généralement faire ce qui leur serait ordonné par les médecins ou chirurgiens (1). Ils dormaient à l'hôpital et devaient alternativement y rester sédentaires pendant vingt-quatre heures.

Leur rétribution mensuelle fut de 21 francs jusqu'en mai 1807, époque à laquelle, par mesure d'économie générale, on supprima le traitement des élèves en chirurgie. Il fut rétabli plus tard et porté à 24 franss par mois, sans aucune indemnité en vivres.

Sur la somme de 24 francs, l'élève en chirurgie devait, d'habitude, verser au chirurgien en chef celle de 12 francs pour les leçons de théorie qu'il en recevait, mais dès octobre 1805, l'administration hospitalière invita le chirurgien en chef à ne plus exiger aucune rétribution mensuelle des deux élèves, « attendu « qu'ils étaient de véritables aides pour lui et qu'ils lui évitaient une bonne « partie des plus désagréables opérations. »

Les fonctions d'élèves internes furent abolies vers la fin de l'administration française.

En mai 1814, Nice faisait retour à la maison de Savoie, et l'école de médecine et de chirurgie y était nouvellement installée. Elle continua à faire preuve

(1) Archives de l'hôpital Saint-Roch.

de vitalité jusqu'en 1860, époque de sa disparition. La réglementation de la nouvelle Ecole date de 1815; elle fit l'objet de divers arrêtés du Réformateur de Nice, Martini di Castelnuovo en 1813, et plus tard de nouveaux arrêtés du comte de Roubion en 1827 et 1829 et du Protomédicat en 1832.

Nous nous arrèterons surtout à la réglementation de 1832; elle dérive d'une réorganisation complète des Ecoles médico-chirurgicales des Etats-Sardes composées, outre celle de Nice, des Ecoles de Chambéry, Vercelli et Mondovi, disparues également aujourd'hui, et revise les réglementations précédentes.

Le Réformateur de Nice Gazelli (1) porte en effet à la date du 31 août 1832, à la connaissance du Consul de Nice, le décret royal concernant cette nouvelle organisation, en ajoutant judicieusement « qu'il ne doutait pas que le Conseil « Communal ne se rende compte des avantages considérables d'une pareille « Ecole et qu'en conséquence, il accordera sa coopération pour que les profes- « seurs attachés à l'Ecole aient avant tout ce qu'il faut pour qu'à partir du « 1er novembre, les jeunes gens qui suivront ces cours puissent continuer régu- « lièrement leurs études. »

L'Ecole de Nice ne recevait que les élèves de Nice et de la province de Nice; les élèves de la région de Coni allaient à Mondovi où ils se rencontraient avec ceux de la province d'Acqui et d'Asti. Aucune liberté de choisir entre les quatre Ecoles n'était accordée aux étudiants, et les élèves niçois acceptaient d'autant plus volontiers cette obligation que les déplacements étaient, à ce moment, très pénibles et très onéreux.

Pour être admis à l'Ecole de Nice, les élèves devaient avoir accompli l'étude de la philosophie et avoir passé avec succès l'examen du *magister;* ils devaient, de plus, présenter l'*admittatur* ou certificat spécial délivré par l'Université.

Ils étaient astreints à payer une rétribution mensuelle de dix francs au secrétaire de la Réforme, laquelle rétribution correspondait aux droits actuels dits « d'inscription » des Facultés de médecine de France et d'Italie et servait à solder le traitement alloué aux professeurs. Il y a loin de cette rétribution mensuelle totalisée à la rétribution exigée des élèves dans l'ancienne Ecole de médecine de Victor-Amédée qui ne s'élevait, comme on sait, qu'à 21 francs par an; en plus, de cette somme mensuelle de 10 francs, les examens donnant un grade comportaient des rétributions particulières fixées par le magistrat de la Réforme, revenant de droit à chaque examinateur; aucune rétribution n'était due cependant pour les examens réguliers de fin d'année.

---

(1) Le Réformateur ou magistrat de la Réforme des études de la province de Nice présidait le Conseil de Réforme, composé de l'Evêque, du Gouverneur (en son absence du Commandant) et du Proto-médecin; (l'Avocat Fiscal général et le premier Syndic devaient assister à l'assemblée annuelle de la fin du mois d'août). Le Réformateur était nommé pour deux ans. Il avait la surveillance des établissements d'instruction, remplissait le rôle d'Inspecteur d'académie et de Recteur d'académie. Il avait encore les attributions des préfets actuels.

(2) Archives municipales.

Toutefois, pour favoriser la classe peu aisée et pour stimuler les jeunes Niçois ayant une inclination naturelle à l'étude de la médecine, des places gratuites pouvaient être réservées à ceux qui s'en montreraient dignes par leur capacité.

Déjà, en 1815, le Réformateur Martini de Castelnuovo avait publié un arrêté (26 octobre) portant concours « pour une place d'élève gratuit de méde- « cine et une de chirurgie pour les jeunes gens nés à Nice ou sur le territoire « de la province. » (1) Ces bourses étaient destinées à remplacer les bourses au Collège des Provinces de Turin, du temps de Victor-Amédée. Il y avait même déjà des demi-bourses, et nous avons trouvé le texte d'un arrêté du comte de Roubion datant de 1827, mettant dans les mêmes conditions que ci-dessus « au concours un poste demi gratuit pour un élève de Nice au Collège de « médecine. » (2)

Le concours avait lieu entre les jeunes gens bien notés qui entreprenaient l'étude de la médecine avant l'inscription à l'Ecole, et comprenait comme épreuves les matières enseignées dans les classes de rhétorique et de philosophie.

L'Ecole de médecine de Nice recevait aussi, et c'était là un cas tout à fait particulier à cette Ecole, des enfants d'étrangers, mais à titre de simples auditeurs pendant la saison d'hiver, pourvu qu'ils fussent reconnus capables de suivre les cours, sans obligation cependant de présenter aucun diplôme d'Université française ou étrangère ; c'était un avantage considérable accordé aux fils d'hivernants alors déjà assez nombreux à Nice et désireux de s'instruire dans les sciences naturelles et médicales ; c'était surtout un moyen d'attirer vers Nice et d'y retenir la colonie étrangère, et plus particulièrement la colonie anglaise qui avait fait déjà, à cette époque, de notre ville son séjour de prédilection.

Dès le jour de leur admission à l'Ecole, les étudiants étrangers étaient soumis aux règlements communs à tous les étudiants, aux devoirs religieux et à la surveillance en ville.

L'admission des étrangers avait été décrétée le 20 mars 1827 (3) et fut confirmée par la réglementation de 1832. Ils ne pouvaient, à cause même des conditions spéciales d'admission qui ne leur permettaient pas de suivre les cours pendant toute la durée de l'année scolaire, ambitionner un grade universitaire et n'étaient pas admis à subir les examens de fin d'année ; ils n'étaient donc tenus, de ce chef, à verser aucune rétribution particulière, mais le règlement est muet au sujet de la rétribution mensuelle. La faveur qui leur était concédée l'était-elle gracieusement ?

---

(1) Archives municipales.

(2) Archives municipales.

(3) Archives d'Etat de Turin (renseignement communiqué par le général Toselli).

A cette époque pratiquaient déjà à Nice quelques médecins anglais, mais avec la restriction que la clientèle devait être exclusivement anglaise, d'où des conflits avec le corps médical local et des réclamations qui allèrent jusqu'au ministre des Affaires étrangères.

Les cours et exercices religieux étaient obligatoires pour tous les étudiants. Ils avaient lieu au Collège Royal, sous la direction des Jésuites qui enseignaient dans cet établissement depuis 1817 ; les élèves devaient assister aux fonctions religieuses des dimanches et des jours de fête, à 8 h. 1/2 le matin et à 3 h. 1/2 le soir ; les oratoires, d'une durée normale de huit jours, furent réduits à cinq jours postérieurement, avec une prédication le matin et une prédication le soir (1).

Les Pères Jésuites avaient également à charge la surveillance des élèves en ville, et c'est eux qui délivraient les certificats semestriels attestant la bonne conduite, l'assiduité aux devoirs de piété et de religion, sans lesquels aucun élève n'était admis à se présenter aux examens conférant un grade ou même aux simples examens annuels.

Le local de l'Ecole était fourni par la commune. Le Conseil de Nice devait veiller à ce que, outre un mobilier approprié à sa destination, ce local fût à proximité des salles d'anatomie et de dissection. Les démonstrations anatomiques, la dissection et les leçons pratiques se faisaient sur les cadavres de l'hôpital Saint-Roch et de l'hôpital de la Charité, alors situés dans le même îlot, à l'emplacement occupé actuellement par l'Hôtel de Ville (2).

Les cours se tenaient en langue italienne et devaient refléter les opinions admises par les professeurs de l'Université de Turin ; ils étaient donnés à l'heure indiquée par le Réformateur des études ; leur durée était d'une heure ; la moitié était consacrée à la dictée par le professeur ; l'autre moitié à l'explication orale.

L'enseignement clinique avait lieu à la fois à l'hôpital Saint-Roch et à l'hôpital de la Charité et était confié à deux professeurs dont l'un enseignait quotidiennement le matin au lit du malade pendant le semestre d'hiver et le second dans les mêmes conditions pendant le semestre d'été. Toutefois, le professeur de clinique n'était pas dispensé du service d'hôpital pendant le semestre où il ne professait pas l'enseignement pratique et il devait continuer à remplir ses devoirs envers les malades des deux hôpitaux, charge dont il avait reçu mandat de l'administration des hôpitaux, les professeurs de clinique médicale et chirurgicale étant obligatoirement médecin-chef et chirurgien-chef des hôpitaux de la ville de Nice, comme au temps de Charles-Emmanuel, et recevant des honoraires particuliers pour ces fonctions tout à fait indépendantes de l'allocation annuelle accordée par le magistrat de la Réforme au titre de professeurs (3).

---

(1) Archives d'Etat de Turin (communiqué par le général Toselli).

(2) Il est rationnel de penser que c'est dans un de ces deux établissements que se tinrent d'abord les cours théoriques et qu'ils n'eurent lieu que plus tard au Collège des Jésuites, devenu Collegio Convitto Nazionale.

(3) Les honoraires des médecins-chefs et chirurgiens-chefs des hôpitaux variaient de 300 à 500 francs Ils étaient de 200 à 300 francs pour le médecin adjoint ou le chirurgien adjoint.

Avant la Révolution, le médecin-chef ou chirurgien-chef de l'hôpital Saint-Roch assurait aussi le service de l'hôpital de la Charité et de l'hôpital de la Croix et touchait une somme annuelle de 312 francs, réduite, le 8 vendémiaire de l'an IX, à 240 francs. En 1809, l'allocation fut portée à 300 francs, avec une gratification variant de 120 à 180 francs, gratification occasionnelle pour le supplément de travail exigé par les malades militaires. (Archives de l'hôpital Saint-Roch,)

Les heures de clinique pour l'enseignement ainsi que les heures de visite des malades étaient réglées par l'administration des hôpitaux ; les professeurs de clinique devaient veiller à ce que les autopsies indispensables pour l'étude des cas pathologiques intéressants fussent faites de manière à défigurer le moins possible les cadavres et de façon à ce que ceux-ci pussent servir encore pour les démonstrations anatomiques et les exercices opératoires.

Le corps des professeurs était composé de deux professeurs titulaires et d'un professeur adjoint nommés, comme antérieurement par le magistrat de la Réforme. Un des deux professeurs était chargé des institutions chirurgicales, de l'anatomie et de la physiologie, l'autre professeur donnait des leçons de pathologie externe, d'opérations et d'obstétrique. Ils étaient en même temps chargés à tour de rôle du cours de clinique : leurs fonctions étaient donc loin d'être purement honorifiques.

Le professeur adjoint avait pour rôle de remplir les devoirs des professeurs titulaires en cas de maladie, absence ou autre empêchement légitime de ces derniers : il en recevait avis du magistrat de la Réforme.

Les deux premières années étaient consacrées à l'étude des institutions de l'anatomie et de la physiologie : le professeur qui en était chargé devait distribuer le temps des deux années de façon à achever l'étude complète de ces parties de la science médicale et à préparer l'étudiant à l'examen dit d'anatomie. On y étudiait aussi la botanique et la chimie.

Les trois autres années étaient employées à l'étude de la pathologie externe, des opérations, de l'obstétrique, de manière à ce qu'à la fin de la cinquième année, l'élève put subir l'examen définitif dit « d'opérations ».

Dans tous les cas, et c'est là un point sur lequel les universitaires appelés actuellement à reformer l'enseignement médical dans notre pays pourraient insister, les élèves en chirurgie devaient fréquenter pendant les cinq ans consécutifs tant le cours d'anatomie que les cours d'exercices opératoires sans cependant être tenus à verser les mêmes rétributions annuelles que pendant les deux premieres années : les élèves recevaient, de la sorte, une éducation vraiment chirurgicale, si l'on considère, au surplus, qu'ils étaient également astreints à fréquenter l'hôpital pendant toute la durée de leur scolarité.

Les examens étaient assez nombreux et ne constituaient pas seulement une question de simple formalité. A la fin de chaque année, les étudiants devaient subir l'examen annuel : à la fin de la deuxième année avait lieu l'examen dit d'anatomie qui conférait un grade, et à la fin de la cinquième année, l'examen d'opérations qui conférait également un grade et qui donnait le droit d'exercer la chirurgie dans toute l'étendue de la province de Nice. Pour ces deux examens seulement, l'étudiant était tenu de verser la rétribution speciale fixée par le magistrat de la Réforme.

Le propre professeur de chaque candidat était juge pour savoir si l'élève était capable ou non de se présenter à l'examen. Il refusait impitoyablement l'autorisation de s'y présenter à l'étudiant qui avait manqué trop souvent aux cours théoriques, à la clinique de l'hôpital, aux démonstrations anatomiques, dissections ou aux leçons pratiques d'exercices opératoires.

Les examens annuels étaient passés devant un jury composé de deux professeurs titulaires et du professeur-adjoint ; la durée des épreuves pour chaque candidat était de une heure à employer par les trois examinateurs.

Les examens conférant un grade (2e et 5e année) étaient passés devant un jury composé de deux professeurs titulaires, du professeur-adjoint, assisté du médecin-chef de l'hôpital Saint-Roch ; la durée des épreuves pour chaque candidat était de deux heures à employer par les quatre examinateurs.

Les épreuves étaient très sérieuses, et l'élève qui avait échoué deux fois à un examen annuel ou à un examen conférant un grade ne pouvait plus continuer l'étude de la chirurgie ; celui qui se présentait pendant deux années consécutives au même examen était également déclaré incapable de continuer la chirurgie ; c'est dire qu'on n'accordait pas volontiers la faculté de redoubler les mêmes cours.

En vertu du manifeste du magistrat de la Réforme de 1832, les élèves de Nice se trouvant au service militaire au moment correspondant à un examen annuel et ne pouvant se présenter à cet examen étaient autorisés cependant à suivre les cours de l'année suivante, sans toutefois être dispensés de passer cet examen. Ils devaient le subir à l'époque qui leur était le plus favorable et à ce moment être porteurs d'un certificat attestant leur présence dans l'armée, ainsi que d'un second certificat du médecin-chef de l'hôpital militaire auquel ils étaient attachés et d'une attestation de l'aumônier de l'établissement affirmant leur bonne conduite religieuse et morale pendant leur séjour sous les armes ; cette dernière pièce était l'équivalente de celle fournie par les Pères Jésuites pour les étudiants civils.

Le règlement ne parle pas d'un stage à effectuer après l'obtention du diplôme définitif. Il est probable que ce stage dut être supprimé comme inutile par suite de l'obligation faite aux étudiants de suivre pendant cinq ans les cours d'anatomie, de médecine opératoire et les cours de clinique.

La période qui s'étend de 1814 à 1840 fut une période de prospérité pour l'école de Nice, école plus particulièrement chirurgicale, si on s'en rapporte du moins au texte de la réglementation ; c'est l'époque pendant laquelle professaient les chirurgiens Del Valle Ignace, déjà chirurgien de la maison royale, Pierre Suaut, Pierre-Jean Faraut, Scoffier Pie-Pierre (1), anatomiste de valeur, Thiericy

---

(1) Les noms de Scoffier, de Clericy et de Deporta ont été donnés à certaines salles de l'hôpital Saint-Roch par délibération de la Commission administrative des Hôpitaux de Nice à laquelle nous nous honorons d'avoir appartenu pendant longtemps. C'est un juste tribut d'hommage et de reconnaissance rendu à la mémoire de ces praticiens qui consacrèrent la moitié de leur existence aux malheureux. Félicitons d'autre part le distingué président de l'Academia Nissarda, notre confrère le docteur Barety d'avoir fait émettre un vote de principe par la même administration tendant à donner le nom de Risso au Pavillon de Pharmacie du nouvel hôpital Pasteur en construction et souhaitons que les noms de nos autres compatriotes ne tombent pas dans l'oubli.

Pacifique, le médecin Deporta André, le physiologiste Bermondi Gaspard et le savant botaniste Risso Antoine. Cette pléïade de professeurs dont la plupart étaient doublés de praticiens consommés, étaient très appréciés de leurs compatriotes et portèrent le renom de l'École de Nice à un degré qu'elle n'atteint plus dans la suite.

En effet, vers 18[illegible], le nombre des étudiants qui, jusqu'à cette époque-là avait été assez important (12 à 1[illegible]) et avait nécessité la nomination d'un second professeur d'anatomie, devint très restreint au point qu'il n'y eut cette année-là que trois étudiants inscrits à l'École et un seul qui fréquentait les cours de physiologie et d'institution médico-chirurgicale : la raison en était que la plupart des jeunes gens entreprenant l'étude de la médecine préféraient aller faire toute leur scolarité à Turin ; aussi le magistrat supérieur de la Réforme décida-t-il de réduire le cours des études à Nice à deux ans : les deux premières années de médecine et de chirurgie étaient seules conservées (1).

Divers décrets datés des 27 juillet, 17 avril et 20 septembre 1841 réduisirent le nombre des professeurs (qui avait été porté à quatre à cause de l'accroissement des élèves) à trois. Cette diminution du cadre du corps enseignant ne devait être dans l'esprit des décrets que provisoire.

L'organisation nouvelle reçut son application le 1er novembre 1842 ; on n'étudia dorénavant à Nice que la botanique, la chimie, l'anatomie, la physiologie et l'institution médico-chirurgicale.

Les examens de fin d'année devaient être passés à Mondovi, siège d'une École médico-chirurgicale conséquente, en dehors des professeurs de Nice ; mais ceux-ci étaient tenus de transmettre vers le commencement d'août au Réformateur de Mondovi la liste de toutes les matières enseignées pendant le cours de l'année scolaire écoulée. Cette liste, tout à fait confidentielle, était destinée à dresser le programme de l'examen que les étudiants de Nice venaient subir : des notes également confidentielles sur l'assiduité aux études et le zèle de chaque étudiant accompagnaient cet état.

A la suite d'une protestation des étudiants en 1844 au magistrat supérieur de la Réforme au sujet des frais considérables exigés par leur déplacement à la fin de chaque année scolaire et par la difficulté du voyage de Nice à Mondovi au moment des plus fortes chaleurs, protestation appuyée par un avis favorable du comte Caissotti de Robion, chef du conseil de Réforme de Nice qui la remit de sa main au magistrat supérieur de la Réforme, il fut décidé que les examens pour les étudiants de Nice auraient à nouveau lieu à Nice, après la terminaison des examens de Mondovi au commencement de juillet de chaque année.

Les professeurs de l'École de Nice furent donc encore chargés des fonctions d'examinateurs pour leurs élèves.

---

(1) Archives de Turin.

Grâce à cette nouvelle organisation, l'École de Nice prit un regain d'activité et cette année-là (1844), il y eut douze candidats aux examens, dont trois pour l'examen de première année et neuf pour les examens de deuxième année.

Les noms des professeurs Pic Scoffier, Deporta, Faraut se rattachent encore à cette période pendant laquelle Antoine Risso et Verani enseignèrent successivement la botanique et la chimie (1).

Les cours théoriques se faisaient dans les locaux du Collegio Convinto Nazionale, ancien collège des Jésuites (aujourd'hui Lycée) où se trouvaient aussi l'École de droit, de théologie et de chimie, et s'y continuèrent jusqu'en 1860, époque de l'annexion de Nice à la France. En juin de cette même année, l'École de médecine fut supprimée, par un décret spécial du gouvernement français, comme n'ayant plus sa raison d'être dans le système d'enseignement supérieur organisé en France (2).

---

(1) Par délibération du 25 mai 1845, le comte d'Osasco, réformateur de Nice avait chargé des fonctions d'examinateur aux examens de fin d'année, Risso ; s'avisant un peu tardivement que le naturaliste Risso avait un diplôme de pharmacien, mais qu'il était dépourvu de celui de médecin, il rapporta son décret et substitua au savant Risso le docteur Faraut, ancien professeur à l'École de médecine et de chirurgie, comme troisième examinateur. Cette nomination soumise d'ailleurs par le comte d'Osasco au magistrat de la Réforme fut agréée par lui. (Archives de Turin).

(2) « Désiré Niel », par A. Magnan, in *Nice Historique*, 1010.

LE

CHIRURGIEN IGNACE DEL VALLE

(1761-1833)

Del Valle Ignace naquit le 24 mai 1761 à Sospel, où il fut baptisé à la paroisse Saint-Michel. Il était le fils de Don Josepho Del Valle et de Julia Maria Tocia ; par sa mère, il était d'origine sospelloise ; par son père, Del Valle était d'origine espagnole et on conserve encore dans la famille un passeport en date du 4 mars 1750 délivré à Don Josepho Del Valle et à son frère Don Antonio Del Valle pour se rendre à Nice, signé par Don Josepho De Carvejol y Lancastre, grand d'Espagne, surintendant des Postes (1).

Il fit ses études secondaires au Collège des Doctrinaires de sa ville natale ; ce collège, d'origine tout à fait française, dont la fondation remontait à une date assez reculée, (vers 1662), était, à cette époque, une maison d'études très importante qui attirait la plupart des jeunes gens de la Province de Sospel et beaucoup même de la Province de Nice ; Del Valle y passa les premières années de sa jeunesse, sous la surveillance d'un parent qui y exerçait l'enseignement ; il se fit remarquer de bonne heure par son intelligence et son application au travail ; comme, ses humanités terminées, il manifestait quelque goût pour les études de médecine, les représentants de la commune de Sospel et le Réformateur de la Province, prenant en considération ses aptitudes, ses mérites, son travail antérieur et aussi son origine nobiliaire, le proposèrent au Conseil de l'Université de Turin pour le faire porter sur la liste des concurrents, à titre de boursier de la ville de Sospel, à l'internat du Collège des Provinces de Turin, institué près de cette Université pour favoriser les études des élèves les mieux doués des Etats Sardes.

Il subit très heureusement les épreuves d'admission sur la langue Latine et la Logique et fut nommé, après un brillant concours, élève en chirurgie au Collège des Provinces ; Del Valle ne fut donc point un élève de l'Ecole Medico-Chirurgicale de Nice, dont il devait devenir plus tard un des professeurs les plus remarqués.

---

(1) Papiers personnels de M. Franco-Gilli, arrière petit-fils d'Ignace Del Valle.

Del Valle passa au Collège des Provinces cinq années, suivant les cours intérieurs du Collège, et fréquentant en même temps les cours de l'Université dont les vingt-cinq élèves en chirurgie du Collège des Provinces étaient les meilleurs sujets. Il se perfectionna d'une manière toute particulière dans l'Anatomie et la Médecine opératoire, profitant largement du droit de priorité qu'il avait sur les autres étudiants, à titre d'élève du Collège des Provinces, pour utiliser les corps dont il pouvait disposer, fréquentant d'une façon ininterrompue les cliniques de l'Hôpital Majeur de Saint-Jean-Baptiste, centre hospitalier le plus considérable de tout le Piémont et où les élèves du Collège des Provinces assuraient à tour de rôle le service de garde, joignant ainsi la pratique à la théorie.

Il fut l'élève de professeurs réputés, de Bertrandi, le fondateur des écoles d'obstétrique et d'accouchement du royaume de Sardaigne, du chirurgien Baldi Jean-Baptiste, renommé pour son habileté opératoire, du professeur de chirurgie pratique Antoine Penchiennatti, de Charles Spagnolino, professeur d'anatomie, et du chirurgien pratique Audiberti Joseph, professeur extraordinaire de chirurgie.

Del Valle se plia aisément aux exigences de la vie intérieure du Collège des Provinces et à la discipline rigoureuse qui était imposée aux élèves. Il en sortit avec honneur, fortement imbu des qualités d'ordre et de méthode qui furent, dans la suite, la caractéristique de son enseignement et fut reconnu apte au grade de chirurgien-agrégé à la Royale Université de Turin le 12 mars 1788. On sait que, seuls, les élèves du Collège des Provinces de Turin pouvaient aspirer à ce titre d'agrégé, soit de professeur près les Universités ou les Ecoles de Médecine.

Muni de ses diplômes, Del Valle s'en vint pratiquer la chirurgie à Nice, près du pays natal, où il retrouva des anciens condisciples du Collège de Sospel, des parents occupant des situations enviables et en très peu de temps, il y acquit, par son adresse et son tact professionnel, une notoriété qui le faisait rechercher par l'élite de la population niçoise. Sa réputation dépassait les limites de la ville et les campagnards de la Province affluaient à son cabinet. Aussi, eu égard à son *integrita, prudenza e abilita* (1), eu égard surtout à ses aptitudes à l'enseignement confirmées par le diplôme spécial dont il était titulaire, deux ans à peine après son installation à Nice, le 25 mai 1790, Del Valle était nommé par le magistrat de la Réforme de Nice, professeur-suppléant de chirurgie du professeur Jean-Baptiste Oliveris, à l'Ecole de Nice, avec survivance.

Il enseigna l'anatomie et la médecine opératoire, s'appliquant déjà à rendre l'étude de ces deux parties de la chirurgie moins aride et plus attrayante pour l'étudiant : mais il ne put donner, dès ce moment, toute la mesure de son

(1) Cf. la courte biographie que Toselli a consacrée à Del Valle (*Biographie Niçoise*, t. 1, p. 255).

talent ; les événements qui se précipitèrent à Nice à partir de 1792, l'en empêchèrent d'ailleurs.

En septembre 1792, en effet, les troupes du général D'Anselme envahirent le Comté de Nice, et Del Valle, comme la majeure partie de la population niçoise, émigra dans la nuit tragique du 28 de ce mois, suivant la foule qui, affolée et en grand désordre, se retirait du côté des montagnes pour se rallier peu de jours après à Sospel, qui devint bientôt le quartier général des Piémontais. L'armée était épuisée de lassitude et Del Valle qui, par suite de la brusque offensive de l'envahisseur, se trouvait dans son pays natal, se mit aussitôt au service des troupes. Il prêta son concours généreux et d'une façon assidue au régiment des Pionniers, composé de deux bataillons, qui stationna quelque temps dans cette ville.

Le colonel de ce régiment lui manifesta tout son contentement des soins éclairés qu'il avait donnés à ses hommes et fit un rapport élogieux sur lui au roi Victor-Amédée. En reconnaissance de ses loyaux services, le souverain le nomma le 21 janvier, chirurgien-major des grenadiers, puis, le 23 février 1793, chirurgien-major de la brigade de la Reine.

C'est en cette dernière qualité qu'il fit les campagnes dans les Alpes sous les ordres du chevalier Courten, du général Pernigotti et du général comte de Saint-André ; la brigade de la Reine était composée du 9e régiment à deux bataillons, soit environ 1.000 hommes et de quatre escadrons de dragons, soit 400 hommes. Avec elle, il prit part aux différents combats livrés pour repousser les Français qui attaquaient Sospel en 1793, au plus meurtrier, celui du 17 avril, où les Piémontais eurent 200 tués ou blessés, ainsi qu'à la défense de l'Authion des 8 et 9 juin, où ils eurent 800 hommes hors de combat, outre les 500 prisonniers laissés aux mains de l'ennemi.

Del Valle montra dans ces divers combats un dévouement à toute épreuve et un mépris du danger extraordinaire ; la brigade de la Reine fut fort éprouvée et le 9 juin, s'étant avancé un peu trop près de l'ennemi, au milieu de la mêlée pour y rechercher les blessés, Del Valle fut lui-même atteint d'un coup de feu à la main gauche, qui lui brisa deux doigts et l'immobilisa pendant quelque temps. En effet, tandis que sa brigade rejoignait Suse au début de l'hiver, Del Valle, s'acheminait avec l'ambulance, son bras en écharpe, vers Coni, puis vers Turin.

Dans cette ville, il acheva de guérir ses blessures qui, fort heureusement, ne le gênèrent pas dans l'avenir pour l'exercice de son art ; il se remit ensuite à pratiquer la chirurgie, donnant plus particulièrement ses soins à plusieurs familles d'émigrés nécessiteuses et disposant de son modeste pécule en leur faveur. Il devint aussi un précieux auxiliaire pour la plupart de ses anciens professeurs de l'Université qui, tous, recherchaient son concours et sa collaboration ; mais le cœur de Del Valle était torturé par le souvenir de sa femme et de son unique enfant encore à la mamelle qu'il n'avait pu emmener avec lui. Il n'ignorait certes pas à quels périls il s'exposait en qualité d'émigré, en retournant à Nice, s'il était découvert ; n'y tenant cependant plus, il s'y rendit un jour de mars 1794 et put grâce au dévouement d'un ami, revoir son épouse et retourner sans encombre à Turin (1).

Del Valle demeura à Turin jusqu'en 1796, mettant au service de la population sa science et sa grande bonté d'âme.

En 1796, les mesures de violence édictées contre les émigrés niçois parurent se relâcher ; quelques-uns d'entre eux, plus favorisés, furent radiés de la liste des émigrés et purent rentrer dans leur ville : Del Valle fut de ce nombre ; la plupart des autres expatriés durent attendre novembre 1799 pour retourner à Nice.

Del Valle reprit dès 1796 la vie de famille à Nice, vie calme et paisible et se remit à exercer la chirurgie, partageant son temps entre la pratique de son

---

(1) J.-B. Toselli retrace la scène de l'arrivée à Nice de Del Valle, son parent, la façon dont on le cacha et comment il fut reconnu par un ami : « Un soir, après la tombée du soleil, un administrateur se « trouva du côté de Saint-Pons, où il vit un individu (Del Valle) qui, cherchant à traverser le Paillon, « s'arrêtait à tout moment pour voir s'il était observé ou suivi par quelqu'un.

« Intrigué par cette perplexité il se tint coi derrière un tertre, d'où il reconnut ce personnage qui, « après avoir passé le petit bras d'eau qu'il y avait au Paillon, prit le sentier qui monte à Cimiés, per- « suadé que personne n'avait pris garde à lui. Notre administrateur s'en retourne à Nice à la nuit close, et « vers les dix heures, sans rien dire à personne, il se rendit avec précaution à la demeure de cet individu « où, frappant avec rudesse à la porte, il lui intime d'ouvrir au nom du Comité de Sûreté Publique. A « cette annonce, les parents éteignirent les lumières, et l'épouse éperdue de peur, avant de répondre, fit « cacher derrière une armoire son mari qui était arrivé avec toute précaution, il n'y avait qu'un instant. « Les coups se renouvellèrent avec force et l'on fut obligé d'ouvrir ; en entrant, l'administrateur dit avec « brusquerie à la femme : « Où est ton mari ? — Mon mari ! Il est en Piémont. »

« Ce n'est pas vrai ; il est ici..... Fais-le sortir et je veux le voir, ou sinon, je fais monter les « soldats qui sont en bas pour l'arrêter. »

« La pauvre femme, toute tremblante et ne sachant où donner de la tête, répéta : « Mon mari est « en Piémont et il y a bien longtemps que je ne l'ai vu. »

« Après avoir regardé autour de lui s'il n'y avait personne qui pût l'entendre, ne voulant pas « prolonger ce ton de brusquerie et craignant aussi d'éveiller les soupçons des voisins, en prolongeant « cette scène, il lui dit : « Tu ne vois pas que je suis seul, et que je suis venu pour sauver ton mari que « j'ai vu ce soir quand il est arrivé ; tu sais bien qu'il serait perdu si quelqu'un autre venait à le savoir ; « n'hésite pas..... je sais positivement qu'il est ici ; car, j'étais caché derrière un arbre quand il passait « le Paillon..... Fais-le sortir sans crainte. »

« Le chirurgien Del Valle sortant alors de sa cachette, se présenta à notre administrateur qui « l'embrassa en lui disant : « Pourquoi viens-tu, cher ami, risquer de cette manière ton existence si pré- « cieuse à l'humanité..... Si on te savait ici, malheur à toi, tu serais traduit devant le Tribunal Criminel « et qui sait, peut-être condamné..... Toi, si cher à tes compatriotes..... Toi, qui par tes soins « assidus, a sauvé la vie à tant de malheureux..... Ne crains rien, j'ai pris les précautions nécessaires, « mais seulement il te faut partir cette nuit même, car demain, jour de fête, jour où les têtes s'échauffent « très facilement, il serait peut-être trop tard..... Pense que si tu venais à être découvert, tu compro- « mettrais en même temps un ami qui cherche à te sauver.

« Après bien des protestations d'amitié, des larmes et des regrets de la part de l'épouse, Del Valle se « décida à partir, sans avoir même eu la consolation de pouvoir embrasser son unique enfant qui était « encore en nourrice.

« Dans la matinée qui suivit, à l'aube du jour, tandis que le chirurgien Del Valle traversait nouvel- « lement le Paillon à la hauteur de l'Ariane, une salve d'artillerie du Château annonçait la fête de la « Souveraineté du Peuple. »

art et les devoirs de son intérieur, accordant toute son affection à la jeune Marie-Anne, qu'il se plaisait à voir folâtrer autour de lui ; aimant passionnément son métier, ne se mêlant à aucun acte de la vie politique ou municipale de Nice, il vit bientôt revenir à lui son ancienne et nombreuse clientèle, clientèle de choix attirée par sa réputation d'opérateur habile et pas une intervention grave n'eut lieu dorénavant dans le territoire de la commune sans que Del Valle ne fût consulté et ne fût appelé à donner son avis autorisé.

L'exercice de la chirurgie lui avait été concédé par le Gouvernement Français dès son retour à Nice ; il fut confirmé le 20 messidor an XI (8 juillet 1803) par décret enregistré à la Préfecture de Nice et le 17 juin 1819 le grand-maître de l'Université Impériale de France reconnut l'assimilation de son grade aux grades acquis dans les Universités françaises.

Durant toute la période française Del Valle s'affirma praticien zélé et chirurgien consciencieux, soucieux seulement de mériter la confiance de ses concitoyens par son dévouement et son désintéressement. Il fut nommé en thermidor de l'an XI membre du Comité Central de vaccine créé à Nice par le Préfet Du Bouchage pour vacciner gratuitement tous les citoyens et fournir du vaccin aux gens de l'intérieur du Département.

En 1814, Nice fit retour aux Etats Sardes et cette époque marque une date pour les étapes glorieuses de la carrière de Del Valle. Dès le 17 juin 1814, en effet, le roi Victor-Emmanuel Ier, voulant reconnaître ses services antérieurs, particulièrement en temps de guerre, le nomma chirurgien en chef des prisons, charge alors très recherchée et comportant de nombreux avantages. Il conserva assez longtemps cette charge qu'il abandonna plus tard au profit du docteur en chirurgie Pierre Suaut, et il sut s'y faire apprécier par ses manières énergiques non dépourvues toutefois d'une certaine dose d'humanitarisme.

Le mois de juin suivant (1815), il était nommé chirurgien en chef de l'Hôpital Saint-Roch ; sa nomination donna lieu à un curieux conflit et à des difficultés d'ordre purement administratif dues vraisemblablement à une mauvaise interprétation des règlements par suite du changement de gouvernement. L'Administration des hôpitaux était heureuse, en effet, d'accueillir Del Valle, mais elle croyait ne pouvoir le faire d'elle-même ; la correspondance qui eut lieu à ce sujet entre le secrétaire d'Etat et l'Administration des hospices est, de fait, intéressante à consulter. La nomination eut lieu le 20 juin 1815 ; Del Valle devait prendre immédiatement possession de son poste « avec des émoluments « de 260 francs par an, en augmentation sur le salaire d'avant la Révolution, « par suite des changements de temps et des circonstances. »

Del Valle succédait comme chirurgien des hôpitaux au chirurgien Jérôme Layé qui avait exercé pendant 23 années et s'était fait remarquer par son dévouement pendant des périodes d'épidémies. Il remplaçait également Jérôme Layé comme professeur de chirurgie à l'Ecole de médecine et de chirurgie, nouvellement installée lors du retour de Nice à la Maison de Savoie, reprenant ainsi possession de son ancienne chaire à la date du 5 juin 1816 (1).

Quelques jours après, le 21 juin, le roi Victor-Emmanuel Ier le désignait comme chirurgien de sa maison royale dans le Comté de Nice.

Cette nouvelle marque d'estime et de confiance du souverain alla droit au cœur de Del Valle déjà si attaché à la famille régnante ; car cette fonction, enviée parmi beaucoup d'autres, mettait en relief celui à qui elle était dévolue et était comme une consécration officielle des mérites de son titulaire.

Dès le mois de juillet 1815, Del Valle avait été chargé d'assurer les soins chirurgicaux aux blessés militaires autrichiens laissés à l'hôpital Saint-Pons ; c'est au monastère de Saint-Pons en effet, que l'autorité militaire, ne disposant plus de locaux suffisants en ville, avait décidé de transporter ces malades de concert avec l'Administration des hôpitaux.

Del Valle ne put bientôt plus satisfaire aux exigences de toutes les charges qui lui avaient été confiées ; aussi demanda-t-il à ce qu'il lui fût adjoint un assistant pour le service hospitalier. On le pria de faire lui-même le choix de son adjoint et il désigna le docteur Sainte-Marie qui fut agréé à la condition de résider à l'hôpital Saint-Pons où la nourriture et le logement lui était assurés avec une gratification mensuelle de 30 francs ; il devait parer aux soins les

---

(1) Comme il apparaissait au secrétaire d'Etat, le comte Vidua, que l'Administration des hôpitaux mettait quelque mauvaise volonté à procéder à la nomination de Del Valle comme chirurgien en chef de l'hôpital Saint-Roch, alors qu'elle reconnaissait tous les mérites de ce chirurgien, le secrétaire d'Etat écrivait à l'Administration des hôpitaux à la date du 31 mars 1815 « qu'il est informé que l'Administra- « tion de l'hôpital Saint-Roch se refuse de nommer le professeur Del Valle, de chirurgie, comme chirur- « gien du même hôpital ; que le paragraphe I, Titre IX, Chap. I de la Constitution Royale de l'Uni- « versité Royale qui ne permet de nommer à cet emploi aucun sujet, enjoint en termes clairs de confier « cet emploi au professeur Del Valle pour qu'il puisse professer aux étudiants de cette Université. Il « n'ose croire que l'Administration veuille différer plus longtemps cette nomination, ordonnée par les lois « en vigueur, à moins que celle-ci ait des motifs d'ordre supérieur à ne pas le faire ; sans cela, il en « appelerait au ministre compétent. »

A la suite de quoi, l'Administration délibère « qu'elle ne fait aucune contestation sur les disposi- « tions de l'art. 10, Titre IX, Chap. I de la Constitution Royale, mais, considérant que la règle établie « dans ces très heureux Etats, est que les hôpitaux, sont sous la direction des consuls respectifs de la « ville et par eux, de divers administrateurs, pris dans le sein du Conseil Communal, d'où dérive qu'à « ceux-là appartient exclusivement la nomination des chirurgiens des divers hôpitaux ;

« Considérant que l'Administration n'est composée ni des uns, ni des autres et que, conséquem- « ment ce n'est pas cette dernière Administration voulue par les constitutions qui régissent l'Etat puis- « qu'elle existe encore sur le pied où l'avait établie l'ancien Gouvernement, existence qui n'est pas « momentanément autorisée et qui est limitée par la lettre de l'Intendant général du 28 octobre 1811, « jusqu'à nouvel ordre ;

« Considérant que, comme telles, ses attributions sont totalement différentes de celles que les lois « locales attribuent aux directeurs des hôpitaux et que conséquemment elle est fondée à croire qu'elle « agirait en nullité et inefficacement, si elle s'arrogeait un droit qu'elle n'a pas, en procédant à la nomi- « nation du chirurgien de l'hôpial de cette ville ;

« S'est déclarée et délibère par la présente, incompétente pour telle nomination et délibère de prier « l'Intendant Général de signaler à M. le comte Vidua, dirigeant le sécrétariat d'Etat, qu'elle n'a jamais eu « dans l'esprit de s'opposer aux règlements des lois constitutionnelles, mais qu'un sentiment de déli- « catesse a été le seul mobile qui l'a empêchée de s'ingérer dans la nomination du professeur Del Valle. »

Comme réponse à cette délibération, le comte Vidua, premier secrétaire d'Etat, invite tout simplement l'Administration à procéder au plus tôt à cette nomination. (Archives de l'Hôpital Saint-Roch).

plus urgents et répondre à tous les appels des blessés. Le docteur Sainte-Marie fut remplacé quelques mois après par le docteur Antoine Tomasi (1).

Toutefois, Del Valle avait quand même l'obligation de se rendre journellement à l'hôpital Saint-Pons et il devait diriger à la fois les services chirurgicaux des deux hôpitaux ; la nécessité de ses visites à l'établissement de Saint-Pons se faisait d'autant plus sentir qu'il avait une connaissance approfondie de la langue allemande, connaissance qui facilitait grandement le service, en permettant aux infortunés blessés autrichiens, presque tous ignorants des premiers éléments de la langue italienne, de se faire comprendre. En considération du supplément de travail auquel il était astreint, l'Administration des hopitaux augmenta considérablement son traitement annuel (2).

A la même époque, le service de médecine des malades autrichiens était assuré à l'établissement hospitalier de Saint-Pons par le docteur Ludovic Provasso qui y résidait comme le chirurgien-adjoint, mais qui devait venir soigner aussi les malades autrichiens de l'hôpital Saint-Roch.

A l'hôpital Saint-Roch, où Del Valle assurait quotidiennement, en même temps que les soins aux malades de chirurgie, l'enseignement pratique de chirurgie aux élèves de l'Ecole médico-chirurgicale pendant un semestre de l'année, il avait obtenu comme assistant le docteur en chirurgie Suaut dont il n'eut qu'à se louer. Il devait encore, en sa qualité de professeur de chirurgie, donner des leçons de pathologie externe, d'opérations et veiller aux autopsies, aux démonstrations anatomiques ainsi qu'aux exercices de médecine opératoire, sans compter les séances d'examens de fin d'année ; ses fonctions de professeur à l'Ecole de Nice, étaient, on le voit, loin d'être des fonctions purement honorifiques et la charge était lourde pour Del Valle comme elle l'était pour les autres membres du corps enseignant de l'Ecole, primitivement composée de deux seuls professeurs titulaires et d'un professeur-adjoint.

Le labeur incessant et ardu auquel était soumis le professeur Del Valle avait altéré quelque peu sa santé ; aussi, en janvier 1817, décida-t-il de demander un congé qui lui fut accordé par le Réformateur des Etudes de Nice, à la condition qu'il se concertât avec un de ses confrères, lequel devait être agréé par les autorités universitaires. Del Valle présenta le docteur en chirurgie Suaut, déjà son assistant à l'hôpital Saint-Roch, et pendant plus de trois ans (1817-1821), le chirurgien Suaut tint honorablement la place de Del Valle à l'Ecole de médecine et aux hôpitaux, le remplaçant aux cours et aux examens, s'assurant ainsi pour plus tard la succession de celui qu'il suppléait.

Del Valle avait acquis au pied de la colline de Cimiez de nombreux hectares de terrains (3). Il ne dédaigna point d'employer les quelques loisirs que lui laissait sa retraite momentanée du professorat à venir y présider aux travaux

(1) Archives de l'Hôpital Saint-Roch.

(2) Il fut porté à 116 francs par mois au lieu de 260 francs par an, avec gratification de 00 francs. (Archives de l'Hôpital Saint-Roch).

(3) A l'endroit actuellement occupé par la villa Massingy et l'hôtel Majestic au quartier Carabacel (communiqué par M. Franco-Gilli).

de culture, donnant plus d'un conseil aux métayers, expérimentés cependant, qu. faisaient fructifier ses propriétés ; il continuait toutefois à exercer en ville la profession chirurgicale.

A la fin de 1821, il reprenait sa place à l'Ecole de médecine et à l'hôpital Saint-Roch et le docteur Suaut redevenait son suppléant tant à l'hôpital Saint-Roch qu'à l'Ecole médico-chirurgicale : de haute capacité, de moralité à toute épreuve, de grande élévation de caractère, très bien vu par les élèves, le docteur Suaut était en revanche « mal vu par certains de ses collègues parce qu'à Nice plus qu'ailleurs malheureusement règne la jalousie » (1). Del Valle appréciait beaucoup son talent et son habileté ; il en faisait son aide habituel. Il intervint plus d'une fois en sa faveur et notamment dans un différend suscité par cette malencontreuse jalousie médicale entre Suaut et le médecin en chef Malaeria en 1822 : il réussit à l'apaiser et la réussite de son intervention combla Del Valle de joie : car, nul plus que lui, n'était partisan de la plus large et plus bienveillante confraternité.

Del Valle eut pour collègues à l'Ecole médico-chirurgicale le docteur Bermondi, le professeur De Foresta, le docteur André Deporta, qui remplirent eux aussi avec distinction leurs fonctions et avec chacun d'eux, il entretint toujours les relations les plus confraternelles et les plus amicales.

En 1827, il se faisait remarquer par les étudiants étrangers auxquels une décision du Réformateur des études venait d'accorder le droit de suivre les cours pendant la saison d'hiver à titre d'auditeurs et sa notoriété s'accrut de ce fait auprès de la colonie anglaise dont les enfants composaient la plus grande partie de ces élèves étrangers. Del Valle sut d'ailleurs attirer à lui quelques familles aristocratiques anglaises en se tenant à l'écart et en ne prenant aucune part aux discussions qui s'étaient élevées entre le corps médical du pays et les médecins anglais qui fréquentaient déjà la ville de Nice ; car, à la suite des protestations des médecins niçois (2), le magistrat de la Réforme avait cru devoir faire défense aux pharmaciens de Nice d'exécuter les ordonnances des médecins anglais quand celles-ci n'étaient pas pour des Anglais et cette prohibition qui avaient amené des réclamations du consul anglais aux hautes autorités n'avait pas peu contribué à éloigner les malades anglais du corps médical du pays.

Del Valle, toujours désireux d'étendre les connaissances scientifiques pour lui comme pour les autres, avait donné son approbation pleine et entière au désir de ses confrères qui auraient voulu obtenir du Gouvernement pour toutes les villes chefs-lieux de Province et plus spécialement pour Nice, siège d'une Ecole de médecine, l'autorisation de former des Sociétés médico-chirurgico-pharmaceutiques afin « d'exciter l'émulation en se mettant au courant des idées nouvelles... »

(1) Archives d'Etat de Turin. (Communiqué par le général Toselli).

(2) Protestation du médecin Richelmi (Archives d'Etat de Turin ; communiqué par M. Vayrolatti.)

En 1833 (septembre) il sollicita sa mise à la retraite pour raisons de santé. Il fut sur le champs nommé professeur honoraire et vu ses beaux états de service, bien qu'aucun professeur n'eût bénéficié jusque-là d'aucune pension de retraite, mais d'une gratification annuelle, le Réformateur des études se basant sur une pratique du magistrat de la Réforme d'avant 1798, prit des dispositions particulières, de façon à ce que Del Valle, après tant d'années d'enseignement et méritant un repos honorable, pût toucher 450 francs par an, durant sa vie, par mandats trimestriels « jusqu'à ce qu'il ne soit pris de nouvelles déci- « sions » (1).

Ignace Del Valle ne devait point jouir très longtemps d'un repos si bien gagné. Il s'éteignit en effet le 15 décembre 1833 à Nice, entouré des membres de sa famille, laissant après lui le souvenir d'un homme de bien, désintéressé et digne d'être donné en exemple aux générations médicales qu'il instruisit (2).

Nous devons à l'amabilité de Monsieur Jules Franco-Gilli, le tableau généalogique de la famille Del Valle que nous reproduisons à la page suivante.

---

(1) Le professeur Suaut, une fois nommé professeur effectif en remplacement de Del Valle, devait lui céder un quart de son traitement et le docteur Escoffier, nommé professeur de nosologie avec le traitement complet de cette chaire, était obligé de donner à Del Valle un quart de son traitement. (Archives d'Etat de Turin ; communiqué par le général Toselli.)

(2) Nous osons espérer que la Commission Administrative des Hôpitaux de Nice, à laquelle nous nous honorons d'avoir appartenu pendant longtemps, voudra bien rendre un juste tribut de reconnaissance à la mémoire d'Ignace Del Valle, en donnant son nom à un pavillon ou à une salle du nouvel hôpital Pasteur en construction, ainsi qu'elle l'a déjà fait pour Escoffier, Clericy et Deporta dont certaines salles de l'hôpital Saint-Roch portent le nom.

Tableau Généalogique de la Famille Del Valle

- **Don Josepho DEL VALLE** marié à **Julia-Maria TOCCIA** de Sospel
  - **Ignace DEL VALLE** (chirurgien) marié à **Anne-Marie PASTOUR**
    - **Marie-Anne DEL VALLE** mariée à **Gaspard FRANCO**
      - **Ignace FRANCO** marié à Thérèse GILLY
        - **Jules FRANCO** marié à Eugénie FARINELLI
          - Sophie FRANCO mariée au comte Alfred de Villamarina
            - Bernadette de Villamarina
            - Charles de Villamarina
          - Elisabeth FRANCO mariée au chevalier Henri de Villamarina
          - Jules FRANCO
          - Marianne FRANCO (décédée en bas âge)
        - **Béatrix FRANCO** décédée en bas âge
      - **Fortunée FRANCO** mariée à Jean-Baptiste TOSELLI
        - **Ernest TOSELLI** marié à Madeleine Cabagni
          - Paul-Emile TOSELLI
        - **Marie TOSELLI** mariée à Prosper Chartroux
        - **Gloria TOSELLI** Veuve de Urbain Blanqui remariée à Henri Marteau de la Mothe
      - **Angélique FRANCO**
      - **Elisa FRANCO**
        décédées en bas âge

L'EXERCICE DE LA MÉDECINE AU XVIIe SIÈCLE

Il existe dans les archives communales de Contes un curieux document (1) de 1648 qui nous montre la concurrence que se faisaient alors entre eux les médecins proprement dits et les simples chirurgiens. C'est une lettre d'un certain docteur Malet, récemment installé à Saint-Etienne-de-Tinée, à un haut personnage de Turin, sans doute le proto-médecin.

« *Monsieur et fort Illustre Seigneur,*

Depuis la Sct. Michel dernier, j'ay quitté l'habitation de la ville de Guillaumes pour celle de Sct. Etienne, pour y exercer l'estat de médecin suivant la permission à moi concédée de vive grâce à Turin, le 16 juin 1633 ; et suivant les édits de L. A. R. d'heureuse mémoire Emmanuel Philibert, Charles-Emmanuel et Victor-Amédée que pleust à V. S. me mander de Turin le 15 janvier 1636 pour les faire publier en la vallée de Puget et d'Entraunes, et les relations mises en derrière les faire tenir à Nice à Monsieur Ant.-Louis Audibert, vostre vice-protomédecin, ce que je fis.

Et pour ce qu'en cette même contrée, je rencontre toujours quelque chirurgien qui, sans prendre ordres du médecin, se licensie de saigner, ventouser, de traicter de charbonchs, de chancres et autres malignes et dangereuses maladies qui requièrent, au commencement surtout, les remèdes généraux de la saignée et purgation et par conséquent la présence et adsistance du médecin et par ce moyen renverse de fond en comble les loix du prince souverain, l'authorité de ses ministres et bien souvent la vie des pauvres patiens ; après avoir fait entendre à tel personnage par d'amis communs et non suspects de se remettre à son devoir, et considérant la prœéminence que j'ay sur luy, et n'yant voulu iceluy pretter l'oreille à cette persuasion, ainsi ayant dict que telles maladies n'estaient point de ma cognoissance, mais bien de la sienne, et d'aultres paroles indécentes, oultre de menaces qu'il avait autre fois advancées contre moy, en mon absence toutefois, croyant par ce moyen de m'espouvanter et de m'empescher de me plaindre, sur l'opinion qu'il a que je sois seul, quand je suis accompagné du droit et que je sois étranger, quand je suis du pais, et sans appui quand j'ay presque toute la ville de mon côté et subject qu'il m'en est donné en auroient de justes ressentimens.

Sur ce, pour l'honneur de ma charge et pour la descharge de ma conscience, suivant le serment qui j'ay solennellement presté par vôtre

(1) Nous en devons la connaissance à M. E. Isnard, archiviste paléographe, qui a récemment classé les archives communales de Contes.

commandement entre les mains de la Justice, ay jugé estre expédient de vous tenir adverty de tel excès, afin que votre authorité y remédie ; autrement il nous faut faire un sacrifice à Vulcain de nos lauriers, de nos privilèges acquis avec tant de peine et de despens. J'espère de votre main le respect assuré contre un mal si pernicieux au public et à nostre particulier et crois qu'il n'y en aurait point de plus efficace contre de tels entrepreneurs, que de me donner la permission d'exercer impunément en ces contrées les trois estats de la médecine dans la ville et dehors aux presens ou absens : cela les réduiroit plustôt à leur devoir qu'autre chose.

Monsieur le médecin Tapeauy, qui a esté dernièrement en ce pais, a sceu par rapport de gens de condition la vérité des dicts abus et j'estime qu'il en aura parlé à V. S., ainsi qu'il a promis de le faire. Je ne désire pas la susdicte permission pour en abuser, mais en user pour couper les abus. Après avoir humblement salué vos grâces et souhaité une longue et heureuse vieillesse, seray attendant l'honneur de vos commandemens pour exercer l'obéissance que je vous ay vouée en qualité

Monsieur et fort illustre Seigneur,

De vôtre très humble et très obéissant serviteur,

MALET.

J'avois préparé un ceras pour V. S., mais le muletier a dict que le chaud le gasteroit : le faudra changer avec un peu de loisir, à quelque bon fromage.

Les lamentations du médecin Malet, demandant justice au nom des droits acquis par un diplôme régulier, mirent-elles un terme aux abus qu'il signale ? La chronique ne nous renseigne pas à ce sujet, mais ce que nous savons, c'est que ces luttes incessantes entre les deux catégories de praticiens ne s'arrêtèrent pas de sitôt. Les empiètements du chirurgien sur les droits du médecin continuèrent, à n'en pas douter, dans le siècle suivant : les règlements édictés par les souverains de Savoie contiennent en effet des sanctions sévères pour les chirurgiens qui outrepasseraient leurs droits.

C'est ainsi que « les Constitutions de Sa Majesté Charles-Emmanuel, Roi de Sardaigne », éditées en 1771, prévoient pour les chirurgiens « qui « s'aviseront de saigner dans les maladies qui sont du ressort de la médecine, « excepté dans les cas urgents où l'on n'a pas le temps d'appeler un médecin, la « peines de la suspension pour un an ». La même pénalité est prévue pour « les « chirurgiens qui ordonneront des médecines purgatives ou autres qui sont de « la seule connaissance des médecins ».

LES ACCOUCHEUSES DANS LA BANLIEUE DE NICE IL Y A CENT ANS

A un moment où les populations de la banlieue de Nice se plaignent très amèrement et à juste titre du manque d'accoucheuses dans leurs quartiers respectifs, ce qui les met dans l'obligation de confier la plupart du temps les parturientes aux commères du quartier ou de venir faire appel à une sage-femme de la ville qui, bien souvent, arrive au chevet de la malade quand la délivrance a déjà eu lieu, il nous paraît intéressant de mettre sous les yeux des lecteurs les mesures prises par les Administrations des Hôpitaux, dès 1809, pour parer à ces inconvénients.

Le document ci-dessous reproduit le texte exact de la délibération prise le 17 juillet 1809, par l'Administration des Hôpitaux de Nice, composée alors de MM. De Orestis, maire, Colonna d'Istria, évêque, Cauvin, Franco, Camous, Coppon, Hilaire Saint-Pierre, membres, et de Boutin et Jean-Baptiste Guide, administrateurs honoraires. Il est tiré du registre des délibérations de la dite Administration, conservé aux Archives de l'hôpital Saint-Roch.

17 Juillet 1809. Présidence de M. De Orestis, maire de Nice.

Monsieur le Maire expose que les quartiers Saint-Pons, Cimiez, Rimiez, Cap-de-Croix et Gayraut, dont la population est considérable, manquent absolument de sage-femme, de sorte que les femmes de ce quartier sont entièrement abandonnées, lors de l'enfantement, à des voisins qui, par ignorance et par maladresse, exposent souvent et les mères et les enfants; que plusieurs accidents de ce genre sont déjà arrivés; que les habitants des susdits quartiers ne vont pas réclamer l'assistance des accoucheuses de la ville, soit à cause de l'éloignement, soit à cause des fortes rétributions qu'elles exigent lorsqu'on les appelle à de si grandes distances;

Vu l'urgence du besoin de placer une accoucheuse à portée des quartiers sus-nommés, Monsieur le Maire a cherché une femme qui eût les qualités requises pour faire espérer qu'elle pût, après due instruction, travailler avec succès; qu'il en a trouvé une qui donne pareille espérance et qui s'appelle Isabelle, femme de Jean-Baptiste Gioan, propriétaire-cultivateur, demeurant au quartier Cap-de-Croix; que cette femme consent à s'adonner à la profession d'accoucheuse, à la condition qu'on lui facilitera les moyens de s'instruire;

L'assemblée, reconnaissant la nécessité de l'établissement projeté par Monsieur le Maire, d'une sage-femme dans les quartiers sus-nommés, délibère :

1° D'inviter Monsieur le chirurgien en chef de l'hôpital de donner des leçons gratuites d'accouchement à la susdite femme Isabelle Gioan ;

2° D'ordonner à la sage-femme de la ville de faire assister avec elle ladite femme aux accouchements qu'elle aura à faire et à diriger.

On ne saurait mieux penser et surtout mieux faire ; dans tous les cas, on doit louer l'esprit de décision des administrateurs de l'époque.

L'ASSISTANCE MÉDICALE SOUS LA RÉVOLUTION

La première République ne dédaigna point l'assistance médicale aux indigents : Elle s'était donnée pour mission, d'assurer, dans la plus large mesure possible, les soins médicaux aux citoyens privés de ressources et il est intéressant de constater qu'à une époque où les moyens de communications étaient des plus difficiles, les dirigeants de l'époque tinrent à honneur de secourir les malades et les infortunes, même dans les communes les plus éloignées, en stimulant le zèle des médecins et en faisant appel à leurs sentiments de républicanisme.

On lira donc avec intérêt la lettre adressée par l'Administrateur du District de Nice au citoyen Audoli, Chirurgien à La Val de Blore, pour le prier d'accepter les fonctions de chirurgien des indigents (aujourd'hui médecin cantonal). Les vallées de la Tinée et de la Vésubie formaient alors une circonscription médicale très étendue qui devait être desservie par trois chirurgiens ou médecins : Il convient toutefois de remarquer que la commune de Val de Blore était à ce moment, plus favorisée que toute autre de la région : car ce pittoresque village de nos Alpes était alors comme un véritable centre médical où pratiquaient plusieurs médecins ou chirurgiens, à l'inverse de l'époque présente où aucun praticien ne réside dans le pays.

ÉGALITÉ. LIBERTÉ.

SECOURS DANS LES CAMPAGNES

—

Nice, le 18 Vendémiaire
An 3 Républicain

L'Administration du District de Nice
au Citoyen Audoli, Chirurgien à La Val de Blore.

« La loi bienfaisante du 22 Floréal, soit 8 Messidor, insérée dans le « Bulletin des Loix n° 11 dont nous joignons ici un exemplaire, porte que « les citoyens qui auront des inscriptions sur le Livre de la Bienfaisance « Nationale, recevront des secours à domicile dans leurs maladies & « seront visités par des officiers de santé dont le nombre est fixé à trois « par district ; le titre 4 détermine les fonctions de chaque officier de santé « & en fixe le traitement. Les arrangements que nous avons pris en consé- « quence de cette loi exigent qu'il y ait un officier de santé dans la com-

« mune de Val de Blora & dont l'arrondissement comprendra les com- « munes ci-après désignées ; Nous avons donc jetté les yeux sur toi pour « t'appeler à cette place ; Elle est faite pour attirer l'attention d'un répu- « blicain : elle donne l'honorable mission de secourir le malheur obscur « & caché, de consoler la vieillesse & l'indigence, d'être l'organe de la « reconnaissance de la patrie envers les intéressants habitants de la cam- « pagne & A tous ces titres, elle doit intéresser une âme sensible ; Nous « aimons à croire que tu l'accepteras & que tu donneras par là une preuve « des sentiments républicains qui doivent être le partage de tout bon « Français : ton refus empêcherait les bienfaits d'une loi Bienfaisante & « et ne justiffierait pas l'idée que l'on nous a fait concevoir de ton patrio- « tisme ; Tu voudras bien nous répondre sans aucun délai, en nous fai- « sant passer ta lettre par la voie de la municipalité ; Nous espérons qu'elle « sera conforme à nos vues & aux intérêts de tes concitoyens ».

Salut & Fraternité

MAX ; LAURE.

Notte des communes comprises dans l'arrondissement de la Val de Blore : La Val de Blore, Saint Martin Lantosca, Venanson, Roccabiliera, Belvéder, Bollèna, Lantosca, Rimplas, Marie, Saint Sauveur, Rora.

GARNIER (1)

---

(1) Ce manuscrit nous a été communiqué par M. Lombard premier clerc de notaire à Nice descendant du chirurgien Audoli.

LA
VACCINE DANS LES ALPES-MARITIMES
A LA FIN DU XVIIIe SIECLE

Edward Jenner, ce grand bienfaiteur de l'humanité, présentait son premier mémoire sur les « Causes et effet de la vaccine et de la variole » en juin 1798 ; dès 1799, sa méthode d'inoculation était introduite en France sous le nom de « vaccination », méthode améliorée par Woodrille (vaccination de bras à bras, de telle sorte que le pus pouvait être passé d'une personne à une autre avec le même résultat) et Liancourt établissait par souscription un Institut de Vaccine, obtenant un grand appui financier de Lucien Bonaparte, alors secrétaire de l'Intérieur, auprès des bureaux duquel fut établi plus tard le Comité Central de Vaccine.

En janvier 1800, le traité de Jenner était traduit en français par le Comte de la Roque et la pratique de la « vaccination bénite » se répandait de plus en plus en France, sous le coup d'un vrai enthousiasme ; ce procédé d'inoculation et de préservation de la petite vérole avait conquis Napoléon qui tenait Jenner en une estime toute particulière, au point d'acquiescer à n'importe quelle demande ou supplique, même la plus hardie, que celui-ci lui adressait.

Le département des Alpes-Maritimes ne resta pas en arrière dans le mouvement vaccinatoire ; on peut même dire qu'il fut un de ceux où la vaccine se propagea le plus rapidement et la consultation des documents de l'époque démontrent la justesse de l'observation du Ministre de l'Intérieur d'alors, Chaptal, signalant au Préfet Du Bouchage (15 messidor an 12) « que les dispositions qu'il a prise lui paraissent tellement sages qu'il les proposera aux autres Préfets comme un modèle à suivre ».

Le Préfet Du Bouchage avait pu, en effet, se convaincre dès son arrivée dans notre pays, des ravages causés par la variole tant sur la côte Méditerranéenne que dans la région montagneuse : En 1801 et 1802, les habitants de certaines vallées de la Vésubie et de la Tinée payaient un lourd tribut à la maladie : à Contes, la petite variole emportait un quart des enfants ; à Peillon sur 70 varioleux, il en mourait 27, presque tous des enfants ; à Lantosque, la maladie était plus meurtrière encore, puisqu'on comptait 45 décès sur 100 enfants atteints ; à Rimplas, l'infection variolique se répandait rapidement, gagnant la commune voisine de Roure où il y avait 30 décès. Quand l'épidémie était bénigne, le minimum des décès s'élevait encore à 6 °/₀ (1).

Il fallait, pour combattre avec efficacité ce terrible fléau, faire pénétrer la vaccine dans les mœurs et initier à cette pratique la masse du grand public et des régions montagneuses ; Il fallait faire connaître aux populations les bienfaits qu'on pouvait en retirer contre ce mal hideux qui, quand il ne tuait pas,

(1) Fodéré. Voyage dans les Alpes-Maritimes. Tome II et Abbé Bonifassy (Mémoires).

laissait des traces indélébiles et irréparables : mais il était urgent avant tout, de détruire les préjugés ancrés dans l'esprit du peuple et démontrer d'une façon irréfutable que cette belle découverte, loin d'appeler l'infection variolique était destinée à l'éviter et qu'elle parvenait toujours à le faire.

Car, malheureusement, ainsi qu'il advient souvent pour les méthodes nouvelles, le bruit s'étant répandu en Thermidor de l'an 9 qu'une fillette, Victoire Verani, fille du pharmacien Verani de Nice, vaccinée deux mois auparavant, avait été atteinte d'une éruption varioleuse, l'opinion publique s'émut inconsidérement et ne voulut plus, dès ce jour, accorder aucun crédit à la vaccine : elle se déclara franchement hostile à cette pratique.

Les médecins Jaubert et Bernardin Clericy s'employèrent avec un zèle louable dicté par l'ardente foi qu'ils avaient dans la vaccine, à redresser cette opinion erronée et demandèrent dans une supplique fort bien conçue, adressée au maire de la ville de Nice, François Paulian (1) « pour rassurer les parents « trop crédules des enfants soumis à la vaccination et pour relever la confiance « générale en la qualité préservatrice de la vaccine à l'égard de la petite variole « de vouloir bien accéder avec eux et le nombre de praticiens qu'il lui plaira « de convoquer chez le citoyen Verani, pour qu'en leur présence, le genre de « maladie dont son enfant est atteint, soit constatée et que, après cet examen « authentique, la vaccine recouvre les droits que ses bienfaits envers la Société « doivent lui avoir acquis à sa confiance ».

Le Maire de Nice, « considérant qu'il est d'un intérêt majeur pour le public « d'éclairer un fait dont l'incertitude peut lui être très désavantageuse, en « l'éloignant d'une pratique qui a paru jusqu'à présent infiniment salutaire aux « gens de l'art qui s'y sont livrés :

« Arrète que les citoyens Scudéry, Milon, Mikaleff, Guillonneau, Bourgine « Rancher, Clericy et Jaubert sont invités de se rendre avec nous chez le « citoyen Vérani, y visiter sa fille Victoire pour constater le genre de maladie « dont elle est affectée et en dresser rapport, afin que par cet acte solennel, le « public puisse connaitre la vérité et donner à la vaccine le degré de confiance « qu'elle mérite ».

La visite de la jeune Victoire eut lieu le 10 Thermidor an 9, en présence du père Vérani, pharmacien de l'Hôpital Militaire et il fut constaté officiellement par les savants de la délégation que Victoire Vérani n'avait point eu et n'avait pas la petite vérole et que « les boutons qui s'étaient manifestés chez « elle, n'avaient même pas l'apparence de la petite vérole volante ». Bien plus, l'efficacité de la vaccine fut encore constatée par ce fait que, postérieurement à la vaccination de la jeune Victoire, celle-ci avait cohabité avec un autre enfant venant de Gênes, atteinte de la petite variole confirmée : malgré que le père Vérani ait frictionné sa fillette avec du pus variolique de cette malade, aucun désordre ne s'était manifesté chez elle, démontrant ainsi victorieusement la vertu préservatrice de la vaccine.

---

(1) Communiqué par M. Guillaume Paulian à qui nous adressons nos remerciements pour tous les documents qu'il a mis à notre disposition.

Le rapport de la délégation fut imprimé, publié et affiché dans tous les coins de la ville, par les soins du Maire ; il ne contribua pas peu à rassurer l'opinion publique niçoise et à la ramener à une juste appréciation des qualités de la vaccine.

De son côté, l'année suivante (2 Fructidor an X), le Préfet Du Bouchage réunit la Commission de Santé et de Salubrité Publiques dont il était le Président, Commission instituée dans les premiers temps de l'occupation française, et qui connaissait de toutes les affaires intéressant la santé des citoyens. Fodéré, Professeur de Physique et de Chimie y remplissait les fonctions de Vice-Président : Pierre Simon, Chirurgien, Administrateur des Hospices, Rancher, Chirurgien en chef de l'Hôpital, Bernard Clericy, Chirurgien des Hospices, en étaient membres avec Jaubert comme secrétaire.

Du Bouchage prescrivit à la Commission de Santé de rédiger une circulaire destinée aux Maires, aux fonctionnaires publics, aux curés et aux habitants du département, dans laquelle ils feraient part de leur réflexions au sujet de la vaccine et communiqueraient leurs avis.

Dans cette circulaire (1), les membres de la Commission de Santé étudiaient d'une part l'inoculation de la petite variole qui faisait presque disparaître les dangers de la vraie variole (mais qui n'avait jamais reçu l'assentiment général et qui était presque universellement rejetée, surtout par les montagnards) et d'autre part la vaccine ou petite variole des vaches ; ils donnaient de celle-ci une description imagée, en définissaient les symptômes, différenciaient la vraie vaccine de la fausse vaccine et énuméraient les divers procédés d'inoculation, rappelant entre autre chose, qu'en Angleterre, les mères opéraient déjà elles-mêmes la vaccination de leurs enfants à l'aide d'une aiguille.

Ils faisaient un appel chaleureux aux sentiments d'amour maternel des populations. « Partout, y était-il dit, les pères et mères y recourent pour la « conservation de leur postérité. Et vous, habitants et propriétaires d'un sol « généralement ingrat dont l'étendue est au-dessus de vos moyens d'exploita- « tion et dont le produit ne remplit pas votre attente, s'il n'est pas sans cesse « remué à force de bras ; vous qui devez à la postérité, qui avez tant à espérer « d'elle, n'auriez-vous pas les entrailles des pères ? Resteriez-vous plus long- « temps insensibles aux bienfaits que vous assure la vaccination ? ».

Ils évoquaient encore des considérations d'intérêt, de morale et de religion et s'en remettaient aux maires, magistrats et fonctionnaires publics, sans oublier les curés, pour la diffusion des instructions de la circulaire dans le public. « Actuellement, c'est spécialement à vous, citoyens Maires, magistrats et fonc- « tionnaires publics que nous nous adressons ; Vous avez aussi votre tâche à « remplir. Comme dans les villages, c'est principalement sur vous que porte la « confiance de vos administrés, veuillez être nos interprètes auprès d'eux pour « leur procurer l'intelligence de nos conseils et la conviction que notre lettre

(1) Archives Municipales.

« doit produire. Rendez-les publics par l'affiche ; faites-en l'explication au peu-
« ple ; dites-lui que sa négligence sous ce rapport, le rend criminel.

« Enfin, en vous pénétrant de l'importance de cette matière, vous donnerez « encore plus de force à vos moyens de persuasion ; communiquez notre lettre « aux Curés pour qu'ils employent leurs ascendants sur leurs concitoyens, et « concourent à leur faire gouter les bienfaits de ces pratiques.

« C'est aux discours des ministres du culte, à leur zèle, qu'avaient été dus dans « le Nord, les succès rapides de l'inoculation varioleuse, que les Maires, les « officiers de santé, les hommes les plus instruits qui sont les plus ordinaire- « ment les plus facultatifs, donnent l'exemple, comme étant les premiers à « pouvoir apprécier la chose et bientôt le cultivateur les imitera ».

Il faut croire que cet appel fut entendu et que les magistrats municipaux firent de leur mieux pour répandre la bonne parole, de concert avec les curés (1)

---

(1) Le clergé se fit un devoir d'obéir aux prescriptions de la circulaire de la commission de santé de Fructidor an X : Témoin la réponse faite par le curé de Beuil, Rochon, à la date du 13 Vendémiaire an XI au citoyen Fodéré, Vice-Président de la Commission de santé des Alpes-Maritimes et dont nous devons la communication à l'obligeance de notre aimable concitoyen, Guillaume Paulian :

« *A Bueil, le 13 Vendémiaire an 11e*

Cytoien Vice-Président,

« L'exposé simple et démonstratif que vous donnez à l'agrément du peuple, touchant la nature, les « symptômes et utilités de la vaccine intéresse tous les surveillans au salut public à en insinuer la prati- « que et l'usage ; l'objet en est trop important pour ne pas s'en occuper, puisqu'il s'agit de la propagation « et conservation de la vie, que le Seigneur a donné pour gagner l'éternité. .... Mais l'amour que la « nature a pour ses productions et le devoir que Dieu a prescrit aux parents, oblige à user et prendre tous « les soins que le salut et la santé demande.

« La médecine n'est pas inventée, ni les remèdes créés inutilement (Medicamenta creavit Altissimus)... « Dieu a permis que le livre du sage Salomon touchant la nature, la vertu, l'utilité des plantes se soit « égaré pour donner à l'esprit de l'homme l'occasion de les chercher et par l'expérience et par le raisonne- « ment. Ce serait une témérité monstrueuse que de s'opposer en général aux découvertes que la médecine « a fait et fera pour la santé et le salut des hommes. Tout est don de la Providence qui ménage à « l'homme, quoique par des voies inconnues, les secours nécessaires dans l'ordre de la nature et dans « l'ordre de la grace : Qui aurait jamais cru que le fiel d'un poisson fut un remède pour redonner la vue « à un aveugle, que la fumée de son foy roti écartat les troubles du corps humain et donnat la sérénité à « son esprit et la tranquilité à son cœur ?

« Dans ce pays, on ne connait ni la petite vérole des vaches, ni ses symptômes puisqu'on n'apper- « çoit jamais sur son extérieur, ni bouton, ni cloux, excepté que quelquefois en pressant la peau, on pre- « sent comme des glandes.

« Remercions Dieu de nous avoir donné dans la République un chef, qui ne s'occupe que du bien « public, qui n'a des lumières que pour les communiquer, des vertus que pour les enseigner et des talents « pour en enrichir ses sujets ; Que la médecine donc, par ses antidotes, que la théologie par ses leçons et « ses prières contribuent, à tous égards, à la conservation de celui qui met toute sa gloire à procurer à « l'eglise par la voy de son souverain Pontife des pasteurs dignes à faire des saints et à la République des « ministres capables à faire des cytoiens fidelles et obéissants et à créer dans les départements des Commis- « sions de Santé qui trouvent tous les jours les richesses de la nature pour la conservation de ses « habitants.

« Si quelque Département peut se féliciter d'un tel bonheur, c'est celui des Alpes-Maritimes qui a pour « son pasteur un trésor, pour son Préfet un aigle et pour les Commissions de Santé un savant en votre « très digne personne ; ce sont les sentimens d'un cytoien sincère et fidelle, mais incapable de discerner « les matières qui ne sont qu'à portée des génies les plus sublimes, d'un cytoien qui a eu l'honneur de « le voir icy et qui fut heurter à sa porte à Nice, sans avoir eu le bonheur de le trouver, ayant laisse mes « respectueux souvenirs dans la bouche du cytoien Raibaud de la Croix, Ministre du Culte et Employé aux « Institutions de la jeunesse à Nice, auquel je présente mes respects comme au respectable Loquez votre « associé et compagnon de voyage ; La caducité de l'âge et la faiblesse de constitution à 72 ans ne me « permettra plus l'avantage de vous voir : Si vous aviez quelques documens à me donner, je le recevrai « volontiers.

« Faites-moi la grâce de me regarder et croire plein de sentimens de respect et de sincérité.

Rochon, Curé de Bueil.

au milieu des populations, puisque près de 600 personnes se prêtèrent à la vaccination, laquelle réussit sans accident d'aucune sorte ; aussi la mortalité s'en ressentit-elle et sur 300 enfants variolés de l'épiderme de Peille de 1803, 14 seulement décédèrent : quelques médecins avaient d'ailleurs entrepris dans le Département une vraie croisade en faveur de la vaccine et contribuèrent pour une grande part à la diffusion de l'inoculation variolique : Richelmi de Menton fut un des plus zélés, parmi beaucoup d'autres.

Toutefois, la pratique de la vaccine ne pouvait prendre un grand essor dans les classes peu aisées tant que le vaccin demeurait chose commerciale et que son inoculation exigeait un débours pour le salaire de l'opérateur ; il y avait urgence à créer un dépôt permanent de vaccin et à procurer la vaccination gratuitement à tous ceux qui la solliciteraient.

Du Bouchage avisa à ces nécessités et par arrêté en date du 15 Thermidor an 4, créa à Nice « Un Comité Central de vaccine, chargé de vacciner gratui- « tement tous les citoyens qui se présenteront, de suivre les périodes de vaccina- « tion et de délivrer gratuitement du virus à tous les gens de l'art et à tous les « habitants du Département » (1).

Les membres du Comité conservateur et propagateur de la vaccine étaient Héraud, médecin-chef de l'Hôpital civil et militaire, Scuderi neveu, médecin-adjoint, Bourgine, ancien chirurgien en chef des armées, Rancher, chirurgien en chef de l'Hôpital et Del Valle, ancien professeur de Chirurgie.

Un membre de ce Comité dont les opérations allaient commencer le 4 Fructidor devait se trouver chaque jour de dix heures du matin à midi dans le lieu des séances pour satisfaire aux demandes du public ; le local était fourni par l'Administration des Hospices à l'Hospice de la Charité, laquelle Administration accordait aussi le personnel nécessaire : les enfants de l'hospice de la Charité, tous les enfants naturels et abandonnés, commis aux soins des Hospices n'ayant pas eu la petite vérole, devaient être vaccinés dès les premières séances.

Les Sous-Préfets et Maires étaient priés de créer des Comités gratuits de vaccine et tout médecin et chirurgien salarié par la commune ou par un hospice, était tenu dorénavant de vacciner gratuitement, sous peine d'encourir la perte de sa place.

D'autre part, les communes recevaient l'invitation de tenir un état du nombre des vaccinés pour le transmettre au Préfet et les noms des gens de l'art qui auraient montré le plus de zèle et de désintéressement pour la propagation de la vaccine devaient être transmis au Gouvernement.

Cette règlementation qui dénote un rare esprit pratique eut pour effet d'aider à la diffusion de la vaccine, surtout à Nice ; elle ne se répandait qu'assez péniblement dans les montagnes et comme le Ministre de l'intérieur rappelait

(1) Archives municipales.

le 14 Germinal an 12 au Préfet de donner à la vaccine toute l'extension dont elle était susceptible en associant aux hommes de l'art les plus éclairés des citoyens distingués par leurs places, leur fortune et leur crédit, Du Bouchage se hâta de rédiger un nouvel arrêté à la date du 6 Floréal (an 12) portant établissement d'un Nouveau Comité de Vaccin à Nice et 2 Comités d'Arrondissement, composés suivant les indications de la note du Ministre de l'Intérieur.

Le Comité Central de Vaccine, comprenait dorénavant, outre les anciens membres, le maire de Nice, Trémois, Président de la Cour de Justice criminelle, Sauvaigue, Conseiller de Préfecture, Dabray, Juge suppléant au Tribunal de Première Instance, Giraudi, Professeur de l'Ecole Secondaire de Nice, Cristini Avocat, Dominique Thaon, négociant. Le Professeur Fodéré, les Docteurs Milon, Arnulf, Malacria, Provasso, Scuderi oncle, les chirurgiens Layé, Simon, Fossatti et Bernardin Clerici.

Les médecins Provasso, Malacria, Arnulf et les chirurgiens Layé, Fossatti Del Valle et Clerissi constituaient une section permanente chargée des vaccinations qui devaient avoir lieu le jeudi et le dimanche dans une salle de l'Hôpital Civil, à une heure choisie par elle et rendue publique ; les vaccinations étaient gratuites et un compte-rendu détaillé des opérations exécutées par les membres de la section permanente devait être présenté à l'Assemblée Générale mensuelle du Comité Central de la vaccine, siégant dans une salle de la Préfecture.

De même que dans l'arrêté du 15 Thermidor an 11, il était spécifié que tout enfant admis à l'Hospice de la Charité comme pensionnaire devait être immédiatement vacciné, s'il n'avait pas eu la petite vérole et que tout enfant trouvé ou abandonné devait être vacciné dans le délai d'un mois, à partir du jour ou il avait été confié à une nourrice.

A cette section permanente incombait aussi la garde du virus avec mention sur chaque produit de la date de sa prise, ainsi que les soins de son expédition aux différents Comités au fur et à mesure des demandes ; elle correspondait tous les mois avec les Comités d'Arrondissements.

Ces Comités d'Arrondissement, au nombre de deux, siégeaient l'un à Monaco l'autre à Puget-Théniers.

Le Comité de Monaco avait à sa tête comme Président le Sous-Préfet ; ses membres étaient : La Foré, Président du Tribunal de Première Instance, Sigaldi maire de Monaco, Monléon, maire de Menton, Albini, Juge de Paix de Menton, Cortès, Ex-Commissaire des guerres, les médecins Richelmi et Cresseil de Menton et les chirurgiens Melon de Monaco et Chiais de La Turbie.

Le Comité de Puget-Théniers avait pour président le Sous-Préfet ; ses membres étaient : Olivier, Président de Première Instance, Caila, maire de Puget-Théniers, Bonetti, maire de Puget-Rostang, Isnardi, Juge de Paix, Ribotti André, propriétaire, Roux André, négociant, le médecin Ribotti et le chirurgien Bruni Joseph.

Comme le Comité Central de Nice, ces deux Comités d'Arrondissements avaient une section permanente de gens de l'art affectés spécialement à la pratique de la vaccination dans un local municipal et ils rendaient compte des résultats de leurs opérations à l'Assemblée générale mensuelle.

Les Comités de Canton venaient ensuite, au nombre de dix-sept : leur siège se trouvait au chef-lieu de chaque justice de Paix et le maire du chef-lieu en était le Président de droit, comme représentant de l'autorité Préfectorale : le Juge de Paix et le Curé du chef-lieu en étaient, de leur côté, membres de droit et parmi les hommes de l'art avaient été nommés membres :

Pour Roquebilière, le médecin Raybaut, les chirurgiens Castelli, Guigonis Oddo ;

Pour l'Escarène, les chirurgiens Giacobi, Rebat et Faraut ;

Pour Utelle, les chirurgiens Giletta, Massiera, Bovis et Goiran ;

Pour Villefranche, le médecin Dunan, les chirurgiens Dupont, Albini et Merotti ;

Pour La Briga, le médecin Arnald, les chirurgiens De Medicis, Cassio et Lantery ;

Pour Perinaldo, le médecin Carabalona, le chirurgien Grillo père, de Pigna et le chirurgien Garacioni d'Apricale ;

Pour Sospel, les médecins Millon et Truchi, les chirurgiens Ricci et Bonfiglio ;

Pour Gilette, les chirurgiens Maurandi, Barlet et Guiges ;

Pour Guillaume, le médecin Lions, les chirurgiens Ginesi, Amicis et Salicis ;

Pour Villars, les chirurgiens Arnaud, Fabri et Geai.

Pour les autres cantons où les médecins et chirurgiens n'étaient pas désignés par le Préfet et non compris dans la liste ci-dessus, le choix des gens de l'art était laissé aux maires des chefs-lieux de canton qui pouvaient appeler à faire partie de la Commission, à défaut de médecins ou chirurgiens, les officiers de santé de leur ressort ; mais leur nomination devait être approuvée par le Préfet ; d'ailleurs, dans tous les comités de canton, les officiers de santé étaient d'une façon générale, les auxiliaires précieux des médecins et chirurgiens et concouraient avec eux à la diffusion de la vaccine. Tout homme de l'art, quel que fut son diplôme, devenait ainsi un propagateur officiel de la méthode Jennerienne.

C'était en somme aux Comités de canton que le nouvel arrêté de Du Bouchage confiait surtout la charge de répandre la vaccine dans les campagnes, où cela importait le plus à cause de la résistance des populations ; c'était à eux qu'incombait le soin de dresser une statistique exacte des variolés et des vaccinés, les Comités d'Arrondissement étant plus particulièrement un organe de centralisation avec lesquels ils correspondaient tous les quinze jours, en même temps qu'un trait d'Union avec le Comité Central de Nice, vrai Bureau Départemental de la vaccine, contrôleur et inspecteur.

Telles étaient les grandes lignes de l'organisation instituée par le Préfet Du Bouchage, vrai modèle du genre qui avait au surplus le mérite de la simplicité dans sa nouveauté : nous ne croyons pas que cette organisation, si elle a pu être améliorée, ait été dépassée à notre époque, ou cependant la loi assez récente sur la vaccination obligatoire donne des armes bien plus puissantes aux pouvoirs publics qui n'avaient en main en ce moment que la seule persuasion

Pour stimuler encore le zèle des vaccinateurs, l'article XVII de l'arrêté du 6 Floréal stipulait des récompenses spéciales que l'arrêté du 15 Thermidor an 11 faisait d'ailleurs prévoir ; on ne saurait trop louer la portée de cet article et il mérite d'être transcrit dans toute sa teneur ; car sur ce point encore, aucune vraie innovation n'a été faite de nos jours.

« Il sera frappé tous les ans trois médailles d'or de la valeur de cents francs, « pour servir de prix aux hommes de l'art de chaque arrondissement qui auront « fait le plus de vaccinations au-dessus de trois cents, d'après un état nomi- « natif qu'ils présenteront visé et certifié par leur Comité respectif et par le « Comité Central, qui attesteront que toutes ces vaccines ont été vraies.

« Cette distribution se fera dans l'Assemblée Générale et Publique du « Comité Central qui aura lieu tous les ans le premier jour complémentaire. « Les noms de ceux qui auront le plus approché des nombres qui ont remporté « le prix, seront rendus publics et transmis au Ministre de l'Intérieur ».

www.ingramcontent.com/pod-product-compliance
Lightning Source LLC
LaVergne TN
LVHW012010160826
845678LV00002B/744

* 9 7 8 2 3 2 9 6 8 7 8 2 7 *